Bock-Möbius

Qigong
Meditation in Bewegung

Frau Dr. rer. nat. cand. phil. Imke Bock-Möbius wurde 1957 in Stadt-oldendorf geboren und studierte Physik in Braunschweig, Grenoble und Heidelberg. Sie war als wissenschaftliche Mitarbeiterin in der biophysikalischen Grundlagenforschung tätig. Während dieser Zeit kam sie berufsbedingt nach China, wo sich ihr Interesse für die chinesische Medizin verstärkte. Hier erlernte sie Qigong, nachdem sie bereits eine über 10 jährige Praxis in anderen körpererfahrungsorientierten Bewegungs-formen wie Yoga, Taijiquan und Eurythmie erworben hatte. Danach begann sie ein zweites Studium in Sinologie und Philosophie, um sich vertieft mit Qigong und Qigong-Forschung befassen zu können. Es folgten weitere Forschungsaufenthalte in China. Seit mehreren Jahren unterrichtet sie Qigong in Heidelberg.

# Qigong
## Meditation in Bewegung

Von Dr. rer. nat. Imke Bock-Möbius

Herausgegeben von
Wolfgang Knörzer
und Dr. med. Adalbert Olschewski

Mit 148 Abbildungen und 2 Tabellen

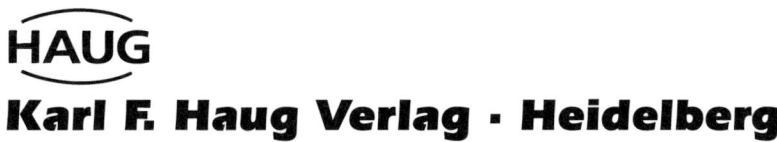
HAUG
Karl F. Haug Verlag · Heidelberg

**Die Deutsche Bibliothek – CIP-Einheitsaufnahme**

**Bock-Möbius, Imke:**
Qigong : Meditation in Bewegung ; mit 2 Tabellen / von Imke Bock-Möbius.
Hrsg. von Wolfgang Knörzer und Adalbert Olschewski. – Heidelberg : Haug,
1993
    (Bewegung, Entspannung, Massage)
    ISBN 3-7760-1319-2

© 1993 Karl F. Haug Verlag GmbH & Co., Heidelberg

Titel-Nr. 2319 · ISBN 3-7760-1319-2

Gesamtherstellung: Progressdruck GmbH, 67346 Speyer

*Allen gewidmet,*
*von denen ich*
*lernen durfte*

# Inhalt

# Vorwort der Herausgeber

Qigong ist eine chinesische Übungstradition, in der Körper und Geist eine Einheit bilden. Sie ist bis heute ein Teil des chinesischen Alltags. Seit ihrer Entstehung wurden diese Übungen auch als Gesundheitsvorsorge betrieben. So ist Qigong ein wichtiger Bestandteil der Traditionellen Chinesischen Medizin, die im Unterschied zur westlichen Medizin einen wesentlichen Schwerpunkt in der Prophylaxe hat. Diese Gesundheitspflege beschränkt sich nicht auf das bloße Vermeiden von Erkrankungen. Qigong verbessert durch die Stärkung der Lebensenergie das Allgemeinbefinden, das wiederum die Entfaltung der eigenen Möglichkeiten und die Erweiterung der subjektiven Grenzen fördert.

Das Ziel des Qigong, den Übenden immer wieder mit sich selbst und seiner Umgebung ins Gleichgewicht zu bringen, ist aktueller denn je. Wir sehen es daher gerade auch wegen seiner über die Jahrtausende hinweg lebendig gebliebenen Geschichte als einen modernen „Weg zur ganzheitlichen Gesundheit"; einer Gesundheit, die wir als das Ergebnis dynamischer Ausgeglichenheit der physischen und psychischen Aspekte des Organismus sowie seiner natürlichen und gesellschaftlichen Umwelt verstehen. Somit kommt diesem Buch im Rahmen der Reihe „Wege zur ganzheitlichen Gesundheit" ein wichtiger Stellenwert zu.

Dr. *Imke Bock-Möbius* beschäftigt sich schon seit Jahren mit der Praxis und Philosophie des Qigong. Diese Erfahrungen und Kenntnisse sowie die Tatsache, daß sie als promovierte Physikerin fundiert im westlich-naturwissenschaftlichen Denken zu Hause ist, machen einen besonderen Reiz des vorliegenden Buches aus. Die klare Darstellung der Theorie und die präzisen Praxiserläuterungen werden hoffentlich viele alte und neue Freunde des Qigong gewinnen.

Somit wünschen wir dem Buch und den Gedanken von Frau Dr. *Bock-Möbius* weite Verbreitung.

*Wolfgang Knörzer*
Dr. med. *Adalbert Olschewski*

# I. Einführung

Qigong ist eines der drei großen Teilgebiete der Traditionellen Chinesischen Medizin (TCM) – neben Akupunktur (inklusive Moxibustion) und Heilmittelkunde (in der Pflanzen, Mineralien und tierische Produkte verwendet werden). Im Qigong sind Körper-, Atem- und Meditations-Übungen kombiniert, wobei diese drei Elemente jeder Übung eine Gesamtheit bilden. Qigong-Übungen dienen der Kultivierung des Qi zur Vorbeugung und Gesunderhaltung sowie zur Anregung der Selbstheilungskräfte und zur Therapieunterstützung.

Qigong, die „Arbeit mit dem Qi", wird auch als „Meditation in Bewegung", „Heilatmen" oder „Chinesische Gymnastik" bezeichnet.

Bekannter als das Qigong ist bei uns das Taijiquan, das häufig mit „Schattenboxen" übersetzt wird (s. Kap. 1.2). Ebenso wie bei den Körperübungen des Qigong handelt es sich dabei häufig um die Nachahmung von Tierbewegungen mit dem Ziel, sich auf diese Weise die entsprechenden Eigenschaften der Tiere auszuleihen – entweder zur Wirkung nach außen (Selbstverteidigung) oder zur Wirkung nach innen (Gesundheit, Lebensverlängerung). Das Taijiquan wird mit körperlicher Fortbewegung ausgeführt, und die Betonung liegt auf der Harmonie der ganzen Bewegungsfolge. Beim Qigong ist jede Übung in sich abgeschlossen, und man kann prinzipiell mit einer einzigen Übung auskommen, um gesund zu bleiben. Jedoch werden meist mehrere Übungen aneinandergereiht.

Qigong ist ein wichtiger Teil des chinesischen Kulturgutes. Seine Hintergründe und wesentlichen Grundlagen werden besprochen, ohne beim Leser Vorkenntnisse vorauszusetzen. Nach einer historischen Einführung, die kurz auf die Entwicklung des Qigong in den verschiedenen Epochen eingeht, werden in einer sprachlichen Einführung die Aussprache und die Bedeutung der chinesischen Begriffe erläutert sowie die lateinischen Umschriften der chinesischen Zeichen besprochen. Der Theorieteil des Buches gliedert sich in philosophische und medizinische Grundlagen, Wirkungsweise und Einsatzbereiche des Qigong. Es werden die Begriffe Yin, Yang und Dao eingeführt und erklärt sowie die 5 Wandlungsphasen (Elemente) in ihrer Dynamik und Anwendung beschrieben. Bei den medizinischen Grundlagen wird die Bedeutung der Funktionskreise, der Energieleitbahnen (Meridiane) und Energiezentren besprochen und damit die Abläufe im Organismus aus der Sicht der TCM dargestellt.

Den umfangreichsten Abschnitt bilden die praktischen Anleitungen des dritten Teils. Verschiedene Arten von Qigong werden erläutert. Zunächst werden allgemeine Vorinformationen für den Übenden und Rahmenbedingungen diskutiert. Es folgt die Beschreibung von drei Qigong-Stilrichtungen in Bewegung und vier Übungsmethoden in Ruhe. Für die Übungen in Bewegung wurde eine übersichtliche Anordnung von Beschreibungen und Abbildungen auf einer Doppelseite gewählt, so daß der Leser sich leicht orientieren kann.

Im Ausblick folgt ein Abriß über Forschungsaktivitäten im Bereich Qigong, die ich persönlich kennengelernt habe. Als Abschluß sollen die Implikationen der chinesischen Weltsicht Anregungen für ihre praktische Umsetzung im Alltag liefern. Das Literaturverzeichnis enthält sowohl Quellenangaben als auch Literaturhinweise. Der alphabetische Anhang der erwähnten Akupunkturpunkte (diese Punkte des Qi-Austausches werden im folgenden „Reizpunkte" genannt) erlaubt ihre ungefähre Lokalisation.

Ich hoffe, mit diesem Buch wurde auch dem Wunsch vieler Kursteilnehmer entsprochen, einen allgemeinverständlichen, einigermaßen abgerundeten (jedoch nicht zu ausführlichen) Einblick ins Qigong zur Verfügung zu haben. Wobei das, was mir für diesen Einblick wichtig erschien, wesentlich dadurch bestimmt wurde, wie ich selbst Qigong kennengelernt habe.

## 1.1 Geschichtlicher Hintergrund

Der Ursprung des Qigong liegt vermutlich mehr als 4000 Jahre zurück in der Zeit des mythischen Kaisers *Tang Yao*, als die Ebene Nordchinas häufig von Überschwemmungen heimgesucht wurde und die Menschen an Gelenkbeschwerden litten; sie fanden heraus, daß bestimmte Körper- und Atemübungen die Körperfunktionen verbesserten[1]. Das älteste Zeugnis einer Inschrift von Atemübungen stammt aus dem 4. Jh. v. Chr.[2, 3]. Zu jener Zeit waren diese Übungen recht verbreitet, und die verschiedenen religiös-philosophischen Schulen brachten ihre Konzepte zur Gesunderhaltung ein.

Das früheste Werk der Traditionellen Chinesischen Medizin (TCM) ist das „Huángdì Nèijīng Sùwèn (Des gelben Kaisers Klassiker der inneren Medizin: Unbefangene Fragen)". Es ist eine Zusammenfassung des wichtigsten medizinischen Wissens jener Zeit und stammt im wesentlichen aus dem 3. Jh. v. Chr. Darin wird bereits von Yin und Yang, Qi, Funktionskreisen, Leitbahnen, Akupunkturpunkten (Reizpunkten) und Qigong-Übungen berichtet[4]. Die Autoren dieses Werkes sind unbekannt. Da der Ärztestand allgemein geringes Ansehen hatte, versprachen sie sich vermutlich größere Beachtung, wenn sie es dem berühmten „Huangdi" zuschrieben und schützten sich so gleichzeitig vor Kritik. Überhaupt war es ungewöhnlich, derart wertvolle Kenntnisse schriftlich verfügbar zu machen, denn meist wurden sie nur mündlich an Auserwählte weitergegeben.

Bei der Entdeckung (1973) des Mawangdui-Grabes Nr. 3 aus der frühen Hanzeit (168 v. Chr.) in Changsha (Hunan) fand man ein Seidenbild mit 44 farbigen Zeichnungen von Personen in Qigong-Positionen, in denen Tiere nachgeahmt werden. Die Figur auf der Umschlagseite ist ein Ausschnitt dieses Bildes. Diese Darstellungen dienten vermutlich bereits zu Lehrzwecken. Auch der geniale Arzt *Hua Tuo* (141–203) und sein Zeitgenosse *Zhang Zhongjing* (150–219) betonten die Wichtigkeit der chinesischen Gesundheitsgymnastik zur Vorbeugung von Krankheiten[5]. Von *Hua Tuo* stammt die bis heute praktizierte Stilrichtung „Wǔqínxì (Das Spiel der 5 Tiere)".

Bis zum 7. Jh. n. Chr. wurde Qigong nicht nur zu Gesunderhaltung und Therapie, sondern auch zur Behandlung mit emittiertem Qi weiterentwickelt[6]. Viele berühmte Ärzte schrieben Abhandlungen über Qigong. Auch buddhistische Elemente flossen in die Atem- und Meditationsübungen ein und trugen zur Bereicherung bei. *Sun Simo* (581–682) hinterließ seinen Nachfolgern die vollständige Niederschrift des medizinischen Wissens seiner Zeit[7]. Die Erfindung des Buchdrucks erlaubte die weite Verbreitung der medizinischen Literatur. Ärzteschulen kamen auf und gleichzeitig die Spezialisierung auf bestimmte Teilgebiete der Medizin.

Vom 10. bis 14. Jh. fanden die „Übungen zur Kultivierung des inneren Elixiers", wie sie von den Daoisten praktiziert wurden, weite Verbreitung und verschmolzen mit dem „äußeren" Qigong[8]. Etwa ab dem 14. Jh. machte sich ein langsamer Verfall der TCM bemerkbar[9]. – Vermutlich, da sich die Konfuzianer mehr für Konzepte zwischenmenschlicher Beziehungen als für die Beobachtung der Natur oder neue Therapien interessierten. Es gab aber auch Weiterentwicklungen, z.B. versuchte *Li Shizhen* die Grundlagen des Qigong anhand der Leitbahnen zu erfassen[10]. Doch der Arztberuf war nicht geschützt und die medizinische Ausbildung dürftig. Die Erfolge der nach dem Opiumkrieg Mitte des 19. Jh. verstärkt nach China gekommenen westlichen Medizin durch Impfungen und Hygienemaßnahmen schwächten das ohnehin geringe Ansehen der chinesischen Medizin weiter. Beamtete Ärzte gewannen an Einfluß, deren Können häufig nicht ihrem Rang entsprach. So entwickelte sich die Heilkunst in privaten Arzt-Dynastien weiter[11]. Im Februar 1929 kam es sogar zu einem „Antrag auf Abschaffung der heimischen Heilpraxis", der jedoch abgelehnt wurde[12].

Erst *Mao Zedong* setzte sich für die Erkenntnis ein, daß die Traditionelle Chinesische Medizin wegen ihrer ständigen und leichten Verfügbarkeit notwendig war, um die medizinische Versorgung des Volkes insbesondere auf dem Lande sicherzustellen. Er propagierte ihre Verbesserung und Erforschung und veranlaßte 1954 außerdem die Neuausgabe der gesamten überarbeiteten klassischen Medizinliteratur und beugte damit weiterem Wissensverfall vor[13]. 1958 wurde vom Zentralkomitee der Kommunistischen Partei Chinas der Beschluß gefaßt, westliche Medizin und TCM gleichberechtigt nebeneinander zu benutzen. Die Umsetzung des Beschlusses begann langsam.

Erst nach 1976 (Ende der Kulturrevolution) hat Qigong einen neuen Aufschwung erlebt, und es gibt heute zahlreiche Forschungsprojekte über Qigong. Der Aspekt des Spirituellen und der ganzheitlichen Naturverbundenheit spielt jedoch offiziell gegenüber der Gesunderhaltung eine geringe Rolle[14].

## 1.2 Zur Klärung der Begriffe

Der Meister sprach: „*Unbedingt die Bezeichnungen richtigstellen*"[15]. –
Um die Unsicherheiten, die bei der Verwendung von Begriffen aus anderen Sprach- und Kulturkreisen leicht auftreten können, möglichst gering zu halten, soll hier kurz auf die Schreibweise und Bedeutung der im folgenden auftauchenden chinesischen Bezeichnungen eingegangen werden[16, 17].

Die chinesische Schrift ist eine Bilderschrift. Damit die korrekte Aussprache angegeben werden kann, wird also eine Umschrift (Lautschrift) benötigt. Für die chinesischen Zeichen gibt es mehrere Transkriptionssysteme (z. B. Pinyin, Wade-Giles), die mit verschiedenen Schreibweisen versuchen, die Laute möglichst gut wiederzugeben. Neben der Aussprache ist auch noch die *Betonung* der Silben für deren Bedeutung entscheidend. Sie wird durch vier verschiedene Töne ausgedrückt: gleichbleibend hoch, ansteigend, fallend und wieder ansteigend, fallend. Dennoch gibt es Mehrdeutigkeiten, da es häufig mehrere Zeichen der gleichen Umschrift im gleichen Ton, aber mit anderer Bedeutung gibt. Dann kann die Entscheidung nur durch den Kontext getroffen werden, und es zeigen sich die Grenzen der Umschriftsysteme.

In der Volksrepublik China (VR China) ist seit 1958 die Pinyin-Umschrift offiziell eingeführt. Sie ist die von der UNO anerkannte Umschrift chinesischer Zeichen. In der VR China wird außerdem eine vereinfachte Form („Kurzzeichen") der ursprünglich komplizierteren chinesischen Zeichen benutzt, um die Alphabetisierung der Bevölkerung zu erleichtern. Die Pinyin-Umschrift wird durchgehend in diesem Buch verwendet, die Töne der Silben werden bei der Besprechung des Vokabulars angegeben bzw. bei der ersten Erwähnung.

Vor der Einführung des Pinyin war die Wade-Giles-Umschrift verbreitet. Sie ist für die Beschäftigung mit dem klassischen Chinesisch immer noch unverzichtbar. Bei der Wade-Giles-Umschrift werden die Silben immer getrennt geschrieben (wohingegen in der Pinyin-Umschrift mehrsilbige Idiome existieren). Im Vokabular wird sie in Klammern hinter der Pinyin-Umschrift angegeben. Bei Literaturangaben und Zitaten wird die vom Autor verwendete Schreibweise beibehalten.

**Qìgōng** (Ch'ì Kūng)
„Qì" bedeutet „Luft, Gas, Atem, Geist, Lebensenergie, funktionelle Vitalität des Organismus".
„Gōng" bedeutet „Arbeit, Leistung, Geschicklichkeit, Verdienst, Erfolg".
Qìgōng ist die Arbeit mit der Lebensenergie.

**Aussprache:** Das „Q" in „Qi" spricht sich aspiriert etwa wie „tch" mit dem „ch" des deutschen „ich";
das „o" in „gong" klingt eher wie „u";

**Tàijíquán** (T'ài Chí Ch'uán)
„Tài" bedeutet „sehr, höchst".
„Jí" bedeutet „extrem, Pol, höchster Grad, Firstbalken".
„Tàijí" bedeutet „das Absolute, das höchste Prinzip der chinesischen Philosophie".
„Quán" bedeutet „Faust, Faustkampf".
Tàijíquán zu betreiben, heißt, das höchste Prinzip im Faustkampf zu verwirklichen.

**Aussprache:** Das „j" in „Taiji" wird nicht aspiriert gesprochen etwa wie „dch" mit dem „ch" des deutschen „ich";
das „q" in „quan" wird aspiriert wie „tch" gesprochen s. o.;
das „uan" in „quan" wird wie „üän" gesprochen.

**Yīn** (Yīn) – s. Kap. 2.1.1
„Yīn" bedeutet „die Schattenseite des Berges, das negative bzw. weibliche Prinzip in der chinesischen Philosophie, das Mysteriöse".

**Yáng** (Yáng) – s. Kap. 2.1.1.
„Yáng" bedeutet „die Sonnenseite des Berges, das positive bzw. männliche Prinzip in der chinesischen Philosophie, das Irdische".

**Dào** (Tào) – s. Kap. 2.1.2
„Dào" bedeutet „Weg, Methode, Prinzip, Grund, Wahrheit". Daraus leitet sich die Idee des „Wahren Weges" ab.

**Aussprache:** Es wird einsilbig gesprochen wie „Dau" in „Dauer".

**Wǔxíng** (Wǔ Hsíng) – s. Kap. 2.1.3
„Wǔ" bedeutet „fünf".
„Xíng" bedeutet „vorübergehen, machen".
„Wǔxíng" bezeichnet die „5 Elemente/Wandlungsphasen" (Metall, Holz, Wasser, Feuer, Erde) der chinesischen Philosophie und Medizin.

**Zàngfǔ** (Tsàng Fǔ) – s. Kap. 2.2.1
„Zàngfǔ" bedeutet „innere Organe, Eingeweide". Dabei werden mit „Zàng" die Speicherorgane und mit „Fǔ" die Hohlorgane bezeichnet. Um ihrer Bedeutung in der TCM gerecht zu werden, ist die Übersetzung mit „Funktionskreise" angebrachter.

**Jīngluò** (Chīng Lò): s. Kap. 2.2.2
„Jīng" bedeutet u. a. „Kette, Mcridian, regulieren, Klassiker".
„Luò" bedeutet „netzförmiges Gebilde, Seil", Nebenmeridian.
„Jīngluò" bedeutet „Kanäle" (Körperaktivitäten regulierendes Netz von Energie- und „Blut"kanälen mit Reizpunkten).

**Mài** (Mài): s. Kap. 2.2.2
„Mài" bedeutet „Blutgefäß" und bezeichnet die 8 Sondermeridiane.

**Dāntiān** (Tān T'iān): s. Kap. 2.2.3
„Dān" bedeutet „Zinnober" oder „Pille".
„Tiān" bedeutet „Feld, Acker, Land".
„Dāntiān" ist ein als „Zinnoberfeld" bezeichnetes Energiezentrum.

**Jīng** (Chīng): s. Kap. 2.3
„Jīng" bedeutet „Lebenssubstanz, die Körperfunktionen aufrecht erhaltende Ursubstanz, Essenz".

**Shén** (Shén): s. Kap. 2.3
„Shén" bedeutet „Geist, Seele, Energie".

**Zur Beachtung:** Ein Apostroph (') in der Wade-Giles-Umschrift bedeutet, daß der Laut aspiriert auszusprechen ist. Das heißt, daß z. B. ein „t'" dem „t" wie wir es im Deutschen aussprechen entspricht, aber ein „t" ohne Apostroph entspricht unserem „d".

Man findet gelegentlich auch andere Umschriften, die eine Schreibweise ähnlich der Wade-Giles-Umschrift verwenden, bei denen aber kein Apostroph auftritt, so daß z. B. „Tai Chi Chuan" oder „Chi Kung" geschrieben wird. Dem geneigten Leser möchte ich aber dringend vorschlagen, diese Schreibweisen nicht zu benutzen, da sie leicht zu Irrtümern führen. Sie könnten z. B. zu der falschen Annahme verleiten, daß das „Chi" in „Chi Kung" und das „Chi" in „Tai Chi Chuan" dieselbe Bedeutung hätten, wohingegen es doch zwei verschiedene Laute, Zeichen und Bedeutungen sind (s. o.).

# II. Theorie

## 2.1 Philosophische Grundlagen

### 2.1.1 Die Lehre von Yin und Yang

Die Theorie von Yin und Yang entstand aus der Beobachtung und der Interpretation von Naturphänomenen im alten China. Die Bezeichnungen „Yīn" und „Yáng" erscheinen zuerst im Anhang des „Yījīng", dem „Buch der Wandlungen"[18], in dem beide Hauptzweige der chinesischen Philosophie, Konfuzianismus und Daoismus, ihre Wurzeln haben. Das „Yijing" ist das älteste uns noch erhalten gebliebene chinesische Weisheitsbuch. Es entstand vor vermutlich 3000 Jahren und wurde sowohl in der Philosophie, der Staatskunst und den Naturwissenschaften als auch im Alltagsleben zu Rate gezogen. Sein großer Einfluß auf alle Bereiche des Lebens ist wohl der Grund, daß es der Bücherverbrennung unter *Qín Shǐ Huángdì* (213 v. Chr.) entging.

Das „Yijing" wurde als Orakelbuch und als Weisheitsbuch benutzt. Der Grundgedanke darin ist, daß alles dem Prinzip der Wandlung unterliegt. Der wahrheitssuchende Mensch hat die Aufgabe, die Bewegungen der Dinge in ihrem Wechsel zu erkennen und mit seinem Handeln den Ablauf der Natur zu unterstützen.

Die 8 grundlegenden Zeichen, auf denen das „Yijing" basiert, werden als Abbilder des allgemeinen Geschehens aufgefaßt. Sie zeigen Übergangszustände und Bewegungstendenzen. Die Bilderlehre der 8 Zeichen besagt, daß alles, was im Sichtbaren geschieht, Auswirkung einer Idee im Unsichtbaren ist. Den Weisen sind diese Ideen durch Intuition zugänglich[19]. Der Mensch ist also weder getrennt vom Kosmos noch von seiner Umgebung. Daher kann ihm eine tiefe Selbsterkenntnis das Wesen des universalen Wandels offenbaren. Da sich Mikrokosmos und Makrokosmos entsprechen, ist die innere Harmonie die Voraussetzung für die äußere Harmonie[20]. Als Mittler zwischen Himmel (Ideenwelt) und Erde (sichtbare Welt) kann er in das Weltgeschehen eingreifen.

Hinweise, ob eine Handlung positive oder negative Entwicklungen verstärkt, können aus den „Urteilen" erhalten werden, die den ursprünglichen Text des „Yijing" ergänzen. Entsprechend der Annahme, daß die Dinge noch geleitet werden können, solange sie im Wandel sind, kann man in jeder Situation entsprechend reagieren. Die Weisheit liegt darin, den Blick nicht mehr auf die vorüberfließenden Einzeldinge zu richten, sondern auf das unwandelbare Gesetz, das in allem Wandel wirkt, auf den Sinn also[21].

Die Yin- und Yang-Aspekte eines Phänomens sind nicht fest, sondern unterliegen ständigem gegenseitigem Verbrauch und Erneuern sowie gegenseitiger Kontrolle und Umwandlung. Keines kann ohne das andere sein; in Wirklichkeit sind sie eins. Yin und Yang sind auch keine absoluten, sondern nur relative Begriffe und unbegrenzt unterteilbar. So können z. B. die 24 Stunden eines ganzen Tages mehrfach unterteilt werden: 0–12 Uhr entspricht Yang, 12–24 Uhr entspricht Yin; in der nächstfeineren Unterteilung entspricht 0–6 Uhr dem Yin, 6–12 Uhr dem Yang, 12–18 Uhr dem Yang und 18–24 Uhr dem Yin. Die Zeit von 0–6 Uhr entspricht daher dem Yang im Yin-Aspekt, also einem schwachen Yang; von 6–12 Uhr dem Yang im Yang, also einem starken Yang; von 12–18 Uhr dem Yin im Yang-Aspekt, also schwachem Yin; von 18–24 Uhr dem Yin im Yin, also starkem Yin[22]. Die quantitativen Unterschiede zeigen sich auch in der Benennung der Meridiane (s. Kap. 2.2.2): „Yángmíng" – Überstrahlung des Yang[23], „Tàiyáng" – starkes Yang, „Shǎoyáng" – schwaches Yang, „Tàiyīn" – starkes Yin, „Shǎoyīn" – schwaches Yin, „Juéyīn" – weichendes Yin.

Yin und Yang sind zwar von Natur aus gegensätzlich, aber komplementär: Nur zusammen können sie die Vielfalt der Erscheinungen darstellen.

### 2.1.2 Grundzüge des Daoismus

Das grundlegende Werk des Daoismus ist das „Dàodéjīng", das „Buch vom wahren Weg", das *Lǎozǐ* zugeschrieben wird und etwa 400 v. Chr. entstand. Der Legende nach wollte *Laozi* den Staat Zhou verlassen, als dieser verfiel. Ein Grenzbeamter bat ihn, seine Lehren niederzuschreiben[24]. Die magisch-religiösen Wurzeln des Daoismus gehen jedoch weit vor *Laozi* zurück[25] und prägten die chinesische Weltsicht wesentlich.

Für *Laozi* ist das unwandelbare Gesetz, das es zu erkennen gilt, das Dào. Nichts existiert außerhalb davon. Es ist die Quelle allen Seins, die

Ureinheit am „Ururanfang" (auch „Wuji" – „Chaos" oder „große Leere" genannt[26]), die meist durch einen Kreis dargestellt wird. Das Dao ist nicht beschreibbar, wir können nur seine Erscheinungsformen wahrnehmen. Der Uranfang ist dann der durch das Hervortreten des Qì in Yin und Yang geteilte Kreis (das Tàijítú), das Symbol für die Welt der Gegensätze (Abb. 1). Yin und Yang sind die polaren Manifestationen des unbeschreibbaren Dao. Das Qi nahm Form an und das „Urentstehen" begann[27].

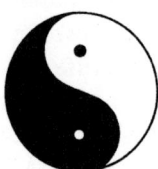

Abb. 1: Das Tàijítú symbolisiert die Teilung in Yīn und Yáng.

Die beiden Polaritäten Yin und Yang enthalten jedes den Keim des Gegenpols. Daher wandelt sich jede nach Überschreiten eines Maximums in ihr Gegenteil um, wobei sie sich weiterentwickelt. So ist alles ein zyklisches und evolutionäres Werden und Vergehen. Alle Dinge im Universum werden durch das Zusammenspiel von Yin und Yang (s. Kap. 2.1.1) erzeugt, z. B. der Wechsel zwischen Tag und Nacht oder der Wechsel der Jahreszeiten. Ihre Wechselwirkung und unterschiedliche Mischung bringt nach chinesischer Sicht auch die „5 Elemente" Holz (schwaches Yang), Feuer (starkes Yang), Erde (Phase der Umpolung), Metall (schwaches Yin) und Wasser (starkes Yin) hervor, die die Grundlage der 10000 Dinge, d. h. des Kosmos bilden. Nur wenn Yin und Yang in vollkommener Harmonie sind, kann sich darin das Dao widerspiegeln. Beispiele für komplementäre Gegensatzpaare sind zahllos: unten/oben, weich/fest, dunkel/hell, kalt/warm, Erde/Himmel, feminin/maskulin, Beziehung/Individualisierung, intuitiv/analytisch, Leere/Form, integrierend/separierend, Ganzheit/Differenzierung, Moll/Dur, rechts/links, gerade/ungerade Zahlen, Welle/Teilchen und „geschehen lassen können/Initiative ergreifen", wobei diese Yin/Yang-Paare wertfrei zu sehen sind und für Prinzipien stehen, die nicht auf die Geschlechter festgelegt sind.

Obwohl das wahre Dao nicht mitgeteilt werden kann –
„Wer weiß, redet nicht; wer redet, weiß nicht …"[28] –
sind die Erfahrungen derjenigen, die um seine Erkenntnis gerungen ha-

ben, für den Suchenden eine wichtige Hilfe. Durch das „Yijing" wurde *Laozi* zu tiefen Aphorismen angeregt, die uns helfen können, das Dao hinter der Dualität zu erkennen und wiederzufinden[29]. Da die Sprache jedoch der Unterscheidung dient, ist sie ungeeignet, die Einheit, die jenseits aller Unterscheidungen liegt und erfahren werden muß, zu beschreiben.

„Das Dao, das wir begreifen können, ist nicht das ewige Dao"[30].

*Laozi* griff immer wieder die Unausgewogenheit der Lebensgestaltung an und die Trennung vom Dao; denn statt das „Eine" zu suchen, konzentrierte sich der Mensch nur auf einen Pol, wodurch er dessen Gegenpol unbewußt hervorbringen würde.

„Alle wissen, daß schön das Schöne, so gibt es das Häßliche; alle wissen, daß gut das Gute, so gibt es das Böse ..."[31].

Letztlich muß das Unterscheidende überwunden werden, Yin und Yang müssen im Individuum und im Kosmos harmonisiert werden, um das Wesen der Dinge zu erkennen und das Dao wiederzufinden. In der Rinzai-Schule des Zen-Buddhismus dient das Lösen von Koans (scheinbar unlösbare Aufgaben der Art: „Wie hört sich das Klatschen einer Hand an?"[32]) zur Überwindung der Dualität von Hörer und Gehörtem, also von Subjekt und Objekt und führt damit nach langer Übung zur Erkenntnis des Dao.

„Das Auge sieht es nicht – ihr nennt es unsichtbar,
das Ohr hört es nicht – ihr nennt es unhörbar,
die Hand faßt es nicht – ihr nennt es unfaßbar.
Dreifach trotzt es dem Verstand,
denn es ist Eines, in sich verwoben ..."[33].

### 2.1.3 Die fünf Wandlungsphasen (Elemente)

Mit „Wǔxíng" werden die „5 Elemente" der chinesischen Philosophie benannt (s. Kap. 1.2). Die Bezeichnung „Element" ist jedoch ungeeignet, da es sich nicht um gleichbleibende Bausteine handelt, sondern um vorübergehende energetische Erscheinungsformen. Die Übersetzung mit dem Begriff „Wandlungsphase" trifft ihre Bedeutung besser[34], obwohl sie etwas schwerfällig klingt. Alle Erscheinungen im Universum können nach diesen 5 Wandlungsphasen (Holz, Feuer, Erde, Metall, Wasser) klassifiziert werden (Tab. 1, S. 24). Sie wurden zuerst im „Shūjīng", dem „Buch der Schriften" aus der Han-Zeit, erwähnt[35]. Auch der Mensch (als Mikrokosmos im Makrokosmos) unterliegt den Gesetzmäßigkeiten der 5 Wandlungsphasen. Sie lassen sich wie folgt durch ihre natürlichen Eigenschaften grob charakterisieren[36]: Holz – Festigkeit und leichte Bearbeitbarkeit; Feuer – Hitzeentwicklung; Erde – Fruchtbarkeit; Metall – Schmelzbarkeit; Wasser – Fluidität.

Der Yin- bzw. Yang-Anteil der Wandlungsphasen verhält sich wie in Kap. 2.1.2 beschrieben. Die Systematisierung der 5 Wandlungsphasen geht auf *Zou Yan* im 3. Jh. v. Chr. zurück[37]. Die Lehre von Yin und Yang und den 5 Wandlungsphasen ist eine in sich widerspruchsfreie systematische Theorie, die einer wissenschaftlichen Formulierung entspricht[38]. Die Darstellung der funktionellen Vorgänge in verschiedenen Bereichen des Individuums mit dieser Methode hat sich in der TCM als sehr leistungsfähig erwiesen. Bei gesundheitlichen Störungen wird versucht, die Konstellation der energetischen Kräfte im Organismus eines Menschen festzustellen und Störungen im Qi-Fluß zu erkennen. Zwischen den Wandlungsphasen gibt es vielfältige Relationen[39]:

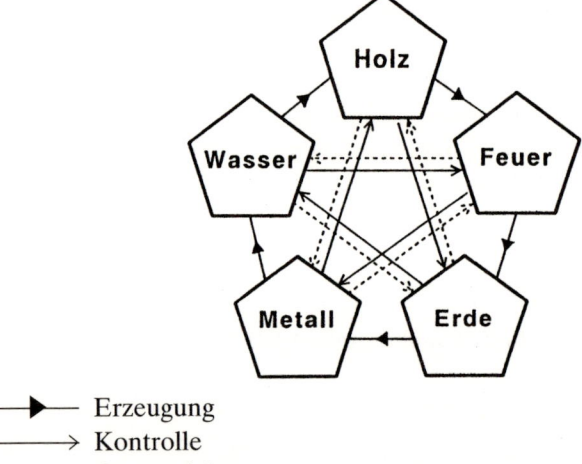

———▶ Erzeugung
———→ Kontrolle
--------→ Gegenwirkung

Abb. 2: Beziehungen zwischen den 5 Wandlungsphasen.

a) Eine Wandlungsphase bringt die „nächste" (gemäß Abb. 2) hervor (Mutter-Kind-Relation): Holz erzeugt Feuer, Feuer erzeugt Erde, Erde erzeugt Metall, Metall erzeugt Wasser. Da diese Relationen der Natur abgeschaut sind, kann man sie sich am natürlichen Beispiel veranschaulichen: Mit Holz kann man Feuer machen; davon bleibt die Asche (Erde) übrig. Die metallhaltigen Schichten der Erde halten das Wasser zurück, so daß die Wurzeln der Bäume es wieder aufsaugen können, womit sich der Kreislauf schließt.

b) Eine Wandlungsphase kontrolliert die „übernächste" (gemäß Abb. 2): Metall kontrolliert Holz, Holz kontrolliert Erde, Erde kontrolliert Wasser, Wasser kontrolliert Feuer, Feuer kontrolliert Metall. Beispiel: Mit der Axt (Metall) kann man Bäume fällen, mit Bepflanzung (Holz) Erde befestigen, mit Erde einen See zuschütten oder Dämme bauen; mit Wasser kann man Feuer löschen und mit Feuer Metall schmelzen.

Diese beiden Relationen sind untrennbar. Sie bilden die Grundlage der gesunden Funktionen. Nur zusammen ermöglichen sie eine ausgewogene Entwicklung und halten die Balance zwischen Wachstum und Wachstumskontrolle. Krankheit ist der Verlust der Balance zwischen Yin und Yang bzw. den 5 Wandlungsphasen. Am Beispiel von Holz kann man sich verdeutlichen, wie alle 5 Wandlungsphasen miteinander in Verbindung stehen: Holz wird durch Wasser genährt und nährt selbst Feuer. Es wird kontrolliert durch Metall und kontrolliert selbst Erde. Wird dieser Umwandlungsprozeß gestört, kann es zu Energiestauungen oder Energiemangel kommen:

c) Störung – Überschuß: Wird das Qi einer Wandlungsphase zu stark, dann überwindet es die Kontrolle durch die „vorletzte" (gemäß Abb. 2) Wandlungsphase und wirkt stattdessen schädigend auf diese ein. Außerdem kontrolliert es die „übernächste" Wandlungsphase zu stark. Um das Gleichgewicht wiederherzustellen, muß die betreffende Wandlungsphase und das „Kind" beruhigt werden[40].

d) Störung – Mangel: Ist das Qi einer Wandlungsphase zu schwach, dann wird es von der „vorletzten" Wandlungsphase zu stark kontrolliert und kann selbst nicht genug Kontrolle auf die „übernächste" Wandlungsphase ausüben. Um das Gleichgewicht wiederherzustellen, muß die Wandlungsphase und seine „Mutter" angeregt werden[40].

Tab. 1: Klassifizierung der Erscheinungsformen nach den 5 Wandlungs-phasen[41-43].

Entsprechungen der Wandlungsphasen in der Natur:

|  | Jahres-zeit | Klima | Entwick-lungs-stadium | Farbe | Ge-schmack | Himmels-richtung |
|---|---|---|---|---|---|---|
| Holz | Frühling | Wind | Keimen | blau/grün | sauer | Osten |
| Feuer | Sommer | Hitze | Wachstum | rot | bitter | Süden |
| Erde | Spät-sommer | Feuch-tigkeit | Transfor-mation | gelb | süß | Mitte |
| Metall | Herbst | Trocken-heit | Reifung | weiß | scharf | Westen |
| Wasser | Winter | Kälte | Speiche-rung | schwarz | salzig | Norden |

Entsprechungen der Wandlungsphasen im menschlichen Körper:

|  | Funktionskreis Zang | Fu | Sinnes-organ | Gewebe | körperli-che Aus-drucks-form | Emotion | stimm-licher Aus-druck |
|---|---|---|---|---|---|---|---|
| Holz | Leber | Gallen-blase | Augen | Sehnen | Nägel | Zorn | Schreien |
| Feuer | Herz | Dünn-darm | Zunge | Blutge-fäße | Gesicht | Freude | Lachen |
| Erde | Milz | Magen | Mund | Muskeln | Lippen | Besorg-nis | Singen |
| Metall | Lunge | Dick-darm | Nase | Haut, Körper-haar | Haut, Körper-haar | Traurig-keit | Weinen |
| Wasser | Niere | Blase | Ohren | Knochen | Kopf-haar | Angst | Stöhnen |

## 2.2 Grundlagen aus der Traditionellen Chinesischen Medizin

### 2.2.1 Funktionskreise

Die Abläufe im menschlichen Organismus lassen sich zu 12 Funktionskreisen zusammenfassen, die wiederum den 5 Wandlungsphasen zugeordnet sind bzw. nach Yin und Yang unterschieden werden. Die Funktionskreise werden auch als „Zàngfǔ(Innere)-Organe" bezeichnet. Dabei ist jedoch zu beachten, daß man sich in der TCM nicht mit „isolierten Organen" befaßt. Vielmehr werden jedem Funktionskreis qualitative Merkmale zugeschrieben, die die zahlreichen funktionellen Aspekte beinhalten. Ihnen werden wesentlich weitergehende Funktionen zuerkannt als den gleichnamigen Organen der westlichen Medizin. Die physiologischen Aktivitäten im Innern des Körpers zeigen sich auch im Zustand des Äußeren, z. B. der Sinnesorgane und Gewebe (s. Tab. 1). Jeder Zang(Speicher)-Funktionskreis (Yin) steht mit einem Fu-(Durchgangs)-Funktionskreis (Yang) in enger funktioneller Beziehung.

Folgende Qualitäten sind den Funktionskreisen zugeordnet[44, 45]:

**Funktionskreis Herz** (Feuer)
- beherrscht Blut und Gefäße, manifestiert sich im Gesicht
- versorgt Körper und Geist mit Blut, produziert „Shén" (s. Kap. 2.3)
- beherbergt Verstand und Bewußtsein
- mündet in die Zunge
- bestimmt alle aktiven Äußerungen der Person
- verbunden mit dem **Funktionskreis Dünndarm** (Verdauung)

**Funktionskreis Perikard** (Feuer)
- beschützt das Herz vor krankmachenden Einflüssen und wird meist nur in Abhängigkeit von diesem gesehen; er wird auch Funktionskreis „Kreislauf-Sexualität" genannt
- verbunden mit dem **Funktionskreis Dreifacher Erwärmer** (fördert die funktionellen Aktivitäten aller „Zangfu-Organe" als Verbindungsweg für den Fluß von Qi und Körperflüssigkeiten; sichert die für die Organfunktionen „richtige Temperatur" in den 3 Bereichen

oberer [Brustraum: Atmung], mittlerer [Oberbauch: Verdauung] und unterer [Unterbauch: Ausscheidung] Erwärmer).

**Funktionskreis Leber** (Holz)
- speichert Blut und reguliert die zirkulierende Blutmenge
- gewährleistet den freien Fluß des Qi und beeinflußt dadurch Gefühlszustand, Gallensekretion, Versorgung aller Organe
- beherrscht die Sehnen und manifestiert sich in den Nägeln
- mündet in die Augen
- stellt das Energiereservoir der Person dar
- verbunden mit dem **Funktionskreis Gallenblase** (Galle speichern und abgeben)

**Funktionskreis Milz** (Erde)
- kontrolliert Transport und Umwandlung von Nahrung und Wasser
- hält das Blut in den Blutgefäßen
- beherrscht Muskeln und Glieder
- das Milz-Qi steigt auf und hält die inneren Organe an der richtigen Position
- mündet in den Mund und manifestiert sich in den Lippen
- sorgt für Harmonie im Organismus, starke Ausgleichsfunktion
- Sitz der erworbenen Konstitution
- verbunden mit dem **Funktionskreis Magen** (Nahrung empfangen und zersetzen)

**Funktionskreis Lunge** (Metall)
- beherrscht das Qi und kontrolliert die Atmung
- reguliert die Qi-Verteilung und den Wassertransport
- beherrscht Haut und Körperhaare
- mündet in die Nase
- zuständig für alle rhythmischen Vorgänge im Körper
- verbunden mit dem **Funktionskreis Dickdarm** (Ausscheidung, Wasser-Absorption)

**Funktionskreis Niere** (Wasser)
- speichert „Jīng" (s. Kap. 2.3), beherrscht Wachstum und Entwicklung
- beherrscht Knochen, bildet Knochenmark und Gehirn

- manifestiert sich im Kopfhaar
- beherrscht den Wasserstoffwechsel und die Ausscheidungen
- unterstützt die Aufnahme von Qi in die Lungen
- mündet in die Ohren
- Sitz der angeborenen Konstitution, betrifft die Lebensfähigkeit
- verbunden mit dem **Funktionskreis Blase** (Sammeln des Urins)

### 2.2.2 Leitbahnen (Meridiane)

Die Versorgung der Funktionskreise ist über die Energieleitbahnen gegeben, die mit den Funktionskreisen in Verbindung stehen; die Möglichkeit zu ihrer Regulierung besteht über die auf den Leitbahnen befindlichen Reizpunkte, deren Lage empirisch gewonnen wurde. Gemäß der TCM wird der Körper von einem längsorientierten netzförmig verzweigten System von Leitbahnen durchzogen, die auch „Meridiane" genannt werden. Sie verbinden den gesamten Organismus zu einer Funktionseinheit. Die Reizpunkte der Energieleitbahnen sind der von außen zugängliche Bereich der „inneren Organe".

Man kennt 12 reguläre oder Hauptmeridiane und 8 Sondermeridiane; sie stellen Leitbahnen für Qi und „Blut" dar und regulieren den Ausgleich zwischen Yin und Yang. In der TCM ist „Blut" abhängig von Qi und hat einen verstärkt nährenden und befeuchtenden Aspekt[46]. Auf den 12 Hauptleitbahnen jeder Körperseite sind 309 gewöhnliche Reizpunkte definiert; hinzu kommen 52 Reizpunkte auf zweien der Sonderleitbahnen[47]. Es gibt darüber hinaus einige außergewöhnliche Reizpunkte, die nicht auf Leitbahnen liegen. Die Lage der Reizpunkte wird als individuelles Körpermaß in „cùn" angegeben, wobei 1 cun einer Daumenbreite auf der Höhe des Endgelenks entspricht.

Die Reizpunkte tragen aktiv zur Beförderung des „wahren" Qi bei. Das Öffnen der Reizpunkte hat die gleiche Bedeutung wie das Durchgängigwerden der Leitbahnen, es treibt den Fluß des Qi an[48]. An den Reizpunkten findet außerdem der Qi-Austausch mit der Umgebung statt, daher bewirkt ihre Manipulation eine Änderung im Energiefluß. Man kann spezielle Gruppen von Reizpunkten unterscheiden, z. B. gibt es auf jeder Hauptleitbahn 5 Reizpunkte, die den 5 Wandlungsphasen zugeordnet sind. Sie liegen im Bereich von den Fingern bis zum Ellenbogen bzw. von den Zehen bis zum Knie[49]. Auch auf dem Rücken und auf

Brust und Bauch befinden sich für jeden Funktionskreis zentrale Reizpunkte, die in Diagnose und Behandlung eine wichtige Rolle spielen. Für die Ruheübungen in Kap. 3.6 ist eine grobe Kenntnis der Meridianverläufe vorteilhaft (s. Abb. 3 auf S. 135).

### Leitbahnen der Arminnenseite (Yin):

(Metall) Der **Lungen**-Meridian Hand-Taiyin hat 11 Reizpunkte. Er beginnt auf dem Brustkorb nahe dem Schlüsselbein und läuft über die Arminnenseite bis zur Innenseite des Daumennagels.

(Feuer) Der **Perikard**-Meridian Hand-Jueyin hat 9 Reizpunkte. Er beginnt im 4. Rippenzwischenraum, läuft den Arm hinunter über die Handinnenseite zur Innenseite des Mittelfingernagels.

(Feuer) Der **Herz**-Meridian Hand-Shaoyin hat 9 Reizpunkte. Er beginnt in der Mitte der Achselhöhle, verläuft den Arm abwärts und endet an der Innenseite des Kleinfingernagels.

### Leitbahnen der Armaußenseite (Yang):

(Metall) Der **Dickdarm**-Meridian Hand-Yangming hat 20 Reizpunkte. Er beginnt an der Innenseite des Zeigefingernagels, läuft die Armaußenseite entlang über Schulter und Hals zum Gesicht und endet neben den Nasenflügeln.

(Feuer) Der Meridian des **Dreifachen Erwärmers** Hand-Shaoyang hat 23 Reizpunkte. Er beginnt an der Außenseite des Ringfingernagels, verläuft über die Armaußenseite, Schulter und Hals hinauf und hinter dem Ohr entlang bis zur Augenbraue.

(Feuer) Der **Dünndarm**-Meridian Hand-Taiyang hat 19 Reizpunkte. Er beginnt an der Außenseite des Kleinfingernagels, läuft den Arm aufwärts über Schulterblatt und Schulter den Hals hinauf bis vor das Ohr.

### Leitbahnen der Beinaußenseite (Yang):

(Erde) Der **Magen**-Meridian Fuß-Yangming hat 45 Reizpunkte. Er beginnt unter dem Auge, läuft die Körpervorderseite hinunter an der Außenseite der Beine entlang bis zur Außenseite des 2. Zehennagels.

(Holz) Der **Gallenblasen**-Meridian Fuß-Shaoyang hat 44 Reizpunkte. Er beginnt an der Außenseite des Auges, läuft am Kopf entlang bis hinter das Ohr und wieder zurück, dann am Nacken hinunter zum Brustkorb über die Körperseite und die Außenseite der Beine bis zur Außenseite des 4. Zehennagels.

(Wasser) Der **Blasen**-Meridian Fuß-Taiyang hat 67 Reizpunkte. Er beginnt am inneren Augenwinkel, läuft über Kopf und Hals den Rücken hinunter parallel zur Wirbelsäule, dann über die Rückseite der Beine die Fußaußenkante entlang bis zum kleinen Zehennagel.

**Leitbahnen der Beininnenseite** (Yin):

(Erde) Der **Milz**-Meridian Fuß-Taiyin hat 21 Reizpunkte und wird auch „Milz-Pankreas"-Meridian genannt. Er beginnt an der Innenseite des großen Zehennagels, läuft über die Beininnenseite und die Körpervorderseite zum Brustkorb und endet im 6. Rippenzwischenraum.

(Holz) Der **Leber**-Meridian Fuß-Jueyin hat 14 Reizpunkte. Er beginnt am äußeren großen Zehennagel, läuft an der vorderen Beininnenseite aufwärts zum Rumpf und endet am Brustkorb.

(Wasser) Der **Nieren**-Meridian Fuß-Shaoyin hat 27 Reizpunkte. Er beginnt unter der Fußsohle, läuft über Fuß- und Beininnenseite zum Knie und weiter zur Leiste, den Rumpf hinauf und endet am Schlüsselbein.

Nicht nur die paarweise zu einer Wandlungsphase gehörenden Funktionskreise und Leitbahnen haben Verbindungen untereinander, um die Energie weiterzuleiten, es existieren auch vielfältige Verbindungszweige zu den anderen Funktionskreisen. Dadurch ergibt sich der Kreislauf des Qi-Flusses über die Leitbahnen in folgender Richtung:

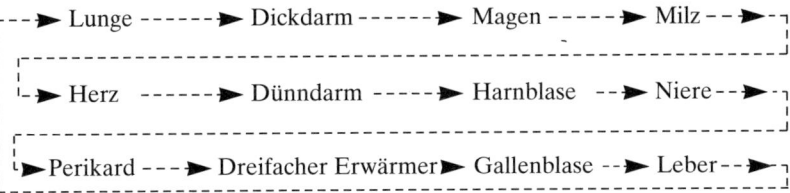

Von einiger Bedeutung sind auch die 8 Sonderleitbahnen: Dumai, Renmai, Chongmai, Daimai, Yinweimai, Yangweimai, Yinqiaomai, Yangqiaomai. Sie stehen mit den Hauptleitbahnen in Verbindung und erleichtern den Ausgleich von Qi und „Blut". Sie sind nicht mit den Funktionskreisen verknüpft; nur zwei von ihnen haben Reizpunkte.

Der **Dumai** (Sondermeridian-Yang) hat 28 Reizpunkte. Er beginnt auf dem Damm und verläuft die hintere Körpermittellinie innerhalb der

Wirbelsäule aufwärts bis zur Oberlippe. Die Yang-Hauptleitbahnen kreuzen den Dumai im Reizpunkt Dazhui (Du 14).

Der **Renmai** (Sondermeridian-Yin) hat 24 Reizpunkte. Er beginnt auf dem Damm und verläuft die vordere Körpermittellinie aufwärts bis zur Unterlippe. Die Yin-Hauptleitbahnen treffen den Renmai im Reizpunkt Qihai (Ren 6).

### 2.2.3 Dantian (Zinnoberfelder)

Das Qi wird in mehreren Bereichen im Körper gespeichert und regeneriert. Diese Energiezentren heißen „Dāntiān (Zinnoberfeld)" und haben im Qigong eine besondere Bedeutung. Sie werden durch Übungen wie z. B. das „Bewahren der Vorstellungskraft im Dantian"[50] gestärkt. Außerdem kann äußeres Qi aufgenommen und zum Dantian geleitet werden. Das dort gesammelte und regenerierte Qi kann dem System der Leitbahnen wieder zufließen und sich im Organismus verteilen. Das Qi bewegt sich immer dorthin, wo es gebraucht wird. Anschließend fließt es wieder zurück zum Dantian.

Die Bezeichnung „Dāntiān" stammt aus der besonders bei den Daoisten beliebten Alchimie, in der versucht wurde, durch Herstellung bestimmter Elixiere die „Unsterblichkeit" zu erlangen. Diese Elixiere enthielten meist Zinnober und wurden zu Kugeln gepreßt. Daher auch die Bezeichnung „Pille" (s. Kap. 1.2). Zinnober ist Quecksilbersulfid (HgS) und kommt in der Natur als rotes Kristall vor. Zur Herstellung des Elixiers wurden Substanzen in wohlüberlegter Yin-Yang-Zusammensetzung ausgewählt und erhitzt. Man ging davon aus, daß die dabei stattfindende Umwandlung der inneren Wandlung vergleichbar wäre, die den Menschen, der das Elixier tränke, vom Sterblichen zum Unsterblichen machte[51]. In den Jahrhunderten um die Zeitenwende gab es zahlreiche Alchimisten am Hof, 1000 Jahre später war die praktische Alchimie (Wàidān) jedoch recht unpopulär geworden, und die innere Alchimie (Nèidān) wurde bevorzugt – vielleicht weil inzwischen die Zahl der Todesfälle durch die oft giftigen Elixiere zu groß geworden war oder weil die Konfuzianer die Alchimie verdammten. Qigong wird auch als „Innere Alchimie" angesehen, denn die daoistisch beeinflußten Übungsformen sollen die innere Wandlung zur Unsterblichkeit, die im Dantian stattfindet, ohne äußeres Risiko bewirken. Die wichtigsten Energiezentren sind

● oberes Dantian im Kopfbereich, nahe den Reizpunkten Baihui (Du 20)[52] oder Yintang (Extrapunkt) – zur Lage der Reizpunkte s. Anhang; das obere Dantian sollte vorerst nicht benutzt werden;

● mittleres Dantian im Unterbauch, einige cm hinter den Reizpunkten Guanyuan (Ren 4)[53, 54] oder Qihai (Ren 6) zur Körpermitte hin gelegen und

● unteres Dantian im Dammbereich, nahe dem Reizpunkt Huiyin (Ren 1)[52].

Die Lage der Energiezentren wird unterschiedlich beschrieben. Nach einiger Übungspraxis können sie jedoch individuell, etwa durch ein Wärmegefühl, wahrgenommen werden.

Außerdem werden noch das vordere Dantian Shenque (Ren 8) am Bauchnabel[55] und das hintere Dantian im Bereich Mingmen (Du 4) und Shenshu (B 23) in der Nierengegend durch Übungen angesprochen sowie die Nebenzentren in den Fußsohlen Yongquan (N 1) und in den Handflächen Laogong (P 8).

Das Mingmen ist grundlegend für die Qi-Transformation. Es kontrolliert den Qifluß in den 12 Hauptleitbahnen[56], die Yin/Yang-Funktionen basieren auf dem Mingmen, und es treibt die Lebensprozesse an. Wir werden unsere Aufmerksamkeit meist auf das „mittlere Dantian" als Zentrum von Qi und Gedankenbewegung richten[57]. Man kann davon ausgehen, daß etwa ⅔ des Qi im Dantian konzentriert sind und etwa ⅓ entlang der Leitbahnen durch den Körper fließen. Das Qi kann wie ein klarer Quell oder wie ein modriger Teich sein. Wenn das Qi reichlich und ungehindert über die Meridiane strömt, kann keine Krankheit entstehen, und es folgt die vielgepriesene „ewige Jugend".

## 2.3 Wirkungsweise des Qigong

Die Wirkung des Qigong beruht auf der Beeinflussung der physiologischen Prozesse des Körpers im Sinne einer Harmonisierung[58]. Die Beeinflussung kann über willkürliche Bewegungen (quergestreifte Muskulatur), halbwillkürliche Bewegungen (Atmung) und die Vorstellungskraft erreicht werden.

Die beiden ersten Punkte finden sich auch in den leistungsorientierten Bewegungsformen, wie sie im Westen hauptsächlich ausgeübt werden. Beim Qigong steht jedoch die Körperwahrnehmung im Vordergrund, und die Vorstellungskraft erhält besonderes Gewicht. Sie wird zum Bewahren und Lenken des Qi, für Vorstellungsbilder, Bedeutungsvorstellungen und Kraftvorstellungen eingesetzt. So können sogar Organbewegungen, die normalerweise nicht direkt beeinflußbar sind, angeregt werden. Hierzu ist es nötig, daß sich das Gehirn in einem relativen Ruhezustand befindet. Daher bilden Ruheübungen die Übungsbasis.

Die Kombination von Körper-, Atem- und Meditationsübungen im Qigong erlaubt eine optimale Anregung der Stoffwechselprozesse. Den Stoffwechsel müssen wir uns in der chinesischen Medizin als „Transformation von Qi"[59] vorstellen. Diese Umwandlung der Lebensenergie in den Funktionskreisen (FK) im Körper geschieht etwa folgendermaßen[60]:

Nahrung und Wasser werden durch den Magen aufgenommen, in die Bestandteile zerlegt und zum Dünndarm weitergeleitet. Der FK Milz bewirkt die Umwandlung und den Transport der Nahrungsessenzen zu den Lungen. Die Lungen inhalieren reines Qi; der FK Lunge verteilt es zusammen mit dem Qi aus Wasser und Nahrung im Körper. Der FK Herz ist der Antrieb der Zirkulation von Qi und „Blut". Der FK Lunge beherrscht den Wassertransport zu den Nieren. Der FK Niere trennt „klare" und „trübe" Anteile des Wassers. Die „klaren" Anteile gelangen wieder zu den Lungen, die sie zu den inneren Organen und Geweben senden. Der „trübe" Anteil wird durch die Blase ausgeschieden. Auch der Dünndarm trennt nach weiterer Verdauung „klare" und „trübe" Anteile. Er absorbiert die Nährstoffe und leitet den Rest zur Ausscheidung in den Dickdarm weiter.

Mit den Stoffwechselfunktionen stärken die Übungen das „wahre" Qi (Zhēnqì) im Menschen. Es setzt sich zusammen aus dem angeborenen (Yuán) Qi, das von den Eltern ererbt ist und zum Funktionskreis Niere gehört, und dem erworbenen Qi, das durch Atemluft, Wasser und Nahrung aufgenommen wird und zum Funktionskreis Milz gehört. In der Milz wird das erworbene Qi gespeichert. Angeborenes und erworbenes Qi stärken sich gegenseitig: Das angeborene Qi stützt sich auf das erworbene und das erworbene Qi wird angetrieben durch das angeborene. Das Qi wird also ständig erneuert und gelangt über Blutkreislauf und Leitbahnen zu den Zellen. Qi liefert die Energie für die Aufbauprozesse und den Abtransport von Schadstoffen. Werden diese Prozesse behindert, kann Erkrankung die Folge sein. Durchgängige Leitbahnen sind also die Voraussetzung für Gesundheit[61]. Alle Funktionen des Lebens und alle Dinge im Universum basieren auf Qi.

Neben dem Qi wirken im menschlichen Organismus zwei weitere Energie-Elemente: „Jīng (Essenz)" und „Shén (Geist)". „Jing" ist die Essenz aller Funktionskreise, die durch die Qi-Transformation aus Luft, Wasser und Nahrung gebildet wird; es formt die äußeren Abläufe im Organismus. Am Anfang des Lebens bildet sich zuerst „Jing"[62]; es setzt sich wie das Qi aus angeborenen und erworbenen Anteilen zusammen. Qi liefert die Energie, während „Shen" die Kontrolle ausübt[63]. „Shen" bezeichnet den höchsten Ausdruck menschlichen Lebens: die geistig-seelischen Aktivitäten, angeführt durch den Funktionskreis Herz[64]. „Shen" wird dem oberen Dantian zugeordnet, es befähigt „Jing" (das dem unteren Dantian zugeordnet ist) zu seinen Funktionen, denen des Bewußtseins wie denen des Unterbewußten[63]. Die Struktur unseres Gehirns und die Essenz der „inneren Organe" bilden die materielle Grundlage geistiger Aktivität.

Die 3 Energie-Aspekte Qi, Jing und Shen bilden ein Ganzes und werden im „Huangdi Neijing" die „3 Schätze des Menschen" genannt. Sie gehen auseinander hervor, wobei Jing die Grundlage, Qi die treibende Kraft und der Shen der „Anführer" ist. Alle 3 müssen vorhanden sein, damit der Organismus lebensfähig ist[63]. Aus Qi bildet sich „Essenz" und beide sind die Grundlage für den „Geist"[65], dessen Aktivitäten wiederum Qi und „Essenz" beeinflussen.

## 2.4 Einsatzbereiche des Qigong

### 2.4.1 Indikationen

Qigong ist bei fast allen Gesundheitszuständen und in jedem Alter anwendbar, zur

- allgemeinen Gesundheitsprophylaxe
- Kräftigung
- Therapieunterstützung
- Festigung des Heilerfolges
- Rehabilitation.

Positive Auswirkungen ergeben sich bei Funktionsstörungen und chronischen Erkrankungen sowie in der Geriatrie [66, 67]. Therapieerfolge zeigten sich u. a. bei[68]:

- Nervenschwäche
- Magengeschwür
- Zwölffingerdarmgeschwür
- Magensenkung
- Zuckerkrankheit
- Verstopfung
- Leberentzündung
- Leberzirrhose
- Bluthochdruck
- Herzerkrankungen
- Lungentuberkulose
- Bronchialasthma
- Ischiasschmerzen
- Krebserkrankungen.

### 2.4.2 Kontraindikationen

Personen mit gestörter Selbstkontrolle sollten anfangs nur die Übungen in Bewegung ausführen und die Übungen in Ruhe meiden, bis sich ihr Zustand gebessert hat. Ebenso ist Vorsicht bei extremen Gefühlszuständen oder bei Übermüdung geboten.

Weiterhin ist zu beachten, daß Personen mit Bluthochdruck den Kopf nicht tiefer als bis Nabelhöhe hinunterbeugen und Handbewegungen nur bis zur Brustbeinhöhe aufwärtsführen sollten. Sie können bei den Übungen die Ausatmung gegenüber der Einatmung etwas betonen.

# III. Praxis

## 3.1 Verschiedene Arten von Qigong

Die verschiedenen Arten von Qigong lassen sich nach „weich" und „hart", „aktiv" und „passiv" klassifizieren. „Weiches" Qigong findet im medizinischen Bereich von der Vorsorge bis zur Behandlung Anwendung. In China befindet sich in vielen Krankenhäusern für Traditionelle Chinesische Medizin neben den Abteilungen für Akupunktur und Innere Medizin auch eine Qigong-Abteilung. Dort kann man „weiches" Qigong entweder „aktiv" erlernen oder „passiv" als Behandlung bekommen. Das „aktive" Erlernen erfolgt entweder einzeln oder in der Gruppe, meist mit einer kurzen Einführung in den medizinischen Hintergrund. Beim „aktiven" Qigong gibt es (innere) Übungen in Ruhe und (äußere) Übungen in Bewegung (s. Kap. 3.3.c und 3.4).

Beim „passiven" Qigong wird der Patient durch einen erfahrenen Arzt (oder mehrere) behandelt. Der Patient entspannt sich im Sitzen oder Liegen, schließt die Augen, atmet natürlich und lenkt die Konzentration ins Dantian. Möglicherweise werden zu Beginn der Behandlung einige Reizpunkte massiert, um grobe Verspannungen zu lockern und die Leitbahnen durchgängiger zu machen. Der Rest der Behandlung verläuft meist ohne Berührung. Der Arzt konzentriert sich kurz mit Ruheübungen und leitet dann mit seinen Gedanken das Qi entlang der Meridiane durch den Körper, um das „kranke" Qi aus den Händen und Füßen des Patienten herausfließen zu lassen. Dazu bewegt er seine Hände den Leitbahnen folgend in etwa 10–20 cm Abstand über den Körper des Patienten. Der Arzt fungiert als Mittler, um „frisches" Qi aus dem Kosmos aufzunehmen und über bestimmte Reizpunkte in den Körper des Patienten zu leiten. Das Ergebnis ist eine Art „Qi-Wäsche", d. h., das „verbrauchte" Qi wurde durch „frisches" Qi ersetzt. Qi kann neben den Yin- und Yang-Aspekten etwa 30 verschiedene Qualitäten haben[67, 69].

Bei Qigong-Behandlungen ist es wichtig, daß der Arzt viel Qi hat, viel trainiert und selbst gesund ist. Er muß seine Rolle als „Instrument" zur Qi-Leitung sehr ernst nehmen, damit nicht ungewollte Einflüsse übertragen werden. Für den Patienten ist es wichtig, daß er Vertrauen zum

Arzt hat und möglichst bei einem Arzt bleibt. Was bei einer Qigong-Behandlung auf der feinstofflichen Ebene genau abläuft, bleibt wohl dem „hellsichtigen Auge" vorbehalten.

Die obige Beschreibung entspricht der Art, wie ich selbst Qigong kennengelernt habe, als ich im Frühjahr 1988 beruflich in China tätig war. Damals hatte ich eine starke Kehlkopf- und Kieferhöhlenentzündung mit hohem Fieber. Nach einer Qigong-Behandlung war ich meine Beschwerden los und fühlte mich mit Energie aufgeladen. Dementsprechend war ich begeistert vom „passiven" Qigong. Inzwischen hat sich meine Einstellung dazu relativiert, denn dieser prompte Heilerfolg hat sich bei anderen jahrealten Beschwerden nicht wiederholen lassen. Es ergab sich nur eine kurzfristige Besserung. Daher bin ich zu der Einsicht gekommen, daß „passives" Qigong zwar sehr angenehm und bequem ist, daß es jedoch die Aufgabe jedes Einzelnen ist, aktiv an seiner Gesunderhaltung mitzuarbeiten, sowohl durch eine maßvolle Lebensführung wie durch die Anwendung der ihm bekannten Methoden zur Gesunderhaltung. Dennoch kann „passives" Qigong bei schweren Erkrankungen oder für bettlägerige Patienten eine große Hilfe sein.

Neben dem („aktiven" oder „passiven") „weichen" Qigong erfreut sich in China auch das „harte" Qigong großer Beliebtheit. Es übt einen großen Reiz auf begabte Qigong-Schüler aus. Man kann es in der Schaustellerei und Artistik sowie in den Kampfkünsten (Wŭshù) bewundern. Beim „harten" Qigong wird nach langer Übungspraxis mit speziellen Methoden die Fähigkeit zum Leiten und Sammeln des Qi in jedem beliebigen Punkt des Körpers extrem gesteigert. Die Früchte dieser Arbeit werden aber nicht nur zur innerlichen Gesundung genutzt, sondern dazu, Effekte nach außen zu erzielen, z. B. Feinde abzuwehren oder soundsoviele Dachziegel mit einem Handkantenschlag zu zerteilen, sich mit einem Holzbrett über dem Bauch von einem Lkw überfahren zu lassen oder sich mit freiem Oberkörper auf die Spitze eines scharf angespitzten Zaunpfahles zu legen etc. Demonstrationen dieser Art gibt es in China in Fülle. Meine persönliche Einstellung dazu ist, daß ich keine Einwände dagegen habe (wenn die Gesundheit des Adepten diese Experimente erlaubt) solange sie der „Manifestation des Qi" dienen und nicht der Selbstdarstellung des Vorführenden.

## 3.2 Vorbereitung und äußere Bedingungen

Es werden vermutlich weit über 100 Stilrichtungen im Qigong praktiziert. Bei der Wahl der Methode sollte der Hintergrund der Übungen berücksichtigt werden, die eigene Konstitution und die Art der Beschwerden (z. B. ob eine allgemeine Stärkung bewirkt werden soll oder Unterstützung bei speziellen Erkrankungen gesucht wird). Man braucht keinerlei Hilfsmittel, um Qigong zu üben. Einige allgemeine Hinweise sollten jedoch beachtet werden:

Vor Beginn der Übungen werden die Gedanken beruhigt und vom Alltag abgeschaltet. Es ist sinnvoll, sich auch innerhalb der Familie den Freiraum zu schaffen, etwa 1–3 mal ½–1 Stunde am Tag der inneren Harmonisierung zu widmen. Regelmäßige Übungszeiten (nicht direkt nach dem Essen !) können leichter von anderen respektiert werden und halten uns selbst an, sie einzuhalten. Auch der Körper stellt sich auf den Rhythmus ein, was die Wirkung der Übungen verstärkt. Die Übungsdauer soll weder übertrieben noch nachlässig gewählt werden; fühlt man sich erfrischt und gekräftigt, dann war es das richtige Maß. Auch die Übungsintensität richtet sich nach der individuellen Konstitution.

Es soll ruhig und besonnen geübt werden, ohne Streben nach raschem Erfolg oder tollen Effekten, mit Gleichmut und ohne etwas erzwingen zu wollen. Es bedarf der Ausdauer, der Konzentration und des guten Willens, um positive Auswirkungen zu erlangen. Beim Qigong sind Bewußtsein und Bewegung synchronisiert. Die gleichmäßig fließenden Bewegungen werden meist bei natürlicher Atmung ausgeführt. Die Übungen sollten bis zum Ende mit der gleichen Aufmerksamkeit durchgeführt werden. Zum Abschluß wird das Qi zum Dantian zurückgeführt, d. h., die Früchte der Arbeit werden eingesammelt.

Übungsplatz: Qigong-Übungen sollten in einer Atmosphäre von Ruhe und Geborgenheit durchgeführt werden. Es kann im Freien an einem schattigen windgeschützten Ort geübt werden; in China werden dazu in den frühen Morgenstunden die Parks genutzt. Mit Ruhe kann allerdings nicht immer gerechnet werden, denn häufig ertönt „anspornende" Musik aus Lautsprechern. Es kann auch in geschlossenen Räumen geübt werden. Sie sollten vorher gut gelüftet (Zugluft vermeiden) und moderat temperiert sein. In Räumen mit Teppichboden kann man auf Schuhe verzichten und hat daher besseren Bodenkontakt.

Kleidung: Die Kleidung sollte (der Jahreszeit entsprechend) leicht und bequem sein; evtl. müssen Gürtel gelöst oder Knöpfe geöffnet werden. Flache Schuhe oder warme Socken (im Raum) sind angebracht.

Es ist nicht ratsam, Qigong ausschließlich nach Büchern zu lernen. Beim Zusehen der Ausführung von Qigong-Übungen wird vieles vermittelt, was selbst „zwischen den Zeilen" einer genauen Beschreibung nicht unterzubringen ist.

### 3.3 Allgemeine Information für den Übenden

Unabhängig von der gewählten Art der Qigong-Übungen gelten gewisse Übungsprinzipien. Sie wurden von *Jiao* als die „Schlüsselpunkte der Qigong-Praxis" definiert[70]:

a) Es soll in körperlicher und geistiger Entspannung geübt werden, wobei eine gewisse innere Festigkeit erhalten bleibt. Entspannung und geistige Ruhe fördern sich gegenseitig. Haltung, Atmung und Bewegungen sollen natürlich sein und entsprechend den eigenen Bedingungen eingenommen werden; kleine Positionsveränderungen sind erlaubt und können deutliche Empfindungsveränderungen bewirken.

b) Vorstellungskraft und Qi folgen einander, wobei die Vorstellungskraft die führende Rolle übernimmt. So werden die physiologischen Prozesse durch die geistige Tätigkeit besser koordiniert. Die Vorstellungskraft sollte jedoch nicht zu stark eingesetzt werden, um unangenehme Nebenwirkungen zu vermeiden.

c) Bewegung und Ruhe gehören zusammen und sind als relative Begriffe zu verstehen. Übungen in Bewegung sind äußere Übungen: Sie trainieren äußere Bewegung und innere Ruhe. Man sucht die Ruhe in der Bewegung. Übungen in Ruhe sind innere Übungen: Sie trainieren äußere Ruhe und innere Bewegung.

d) Der Oberkörper soll in der Vorstellung leicht und leer sein, der Unterkörper fest und kräftig, um ein gutes Fundament zu bilden. Das wird erreicht, indem man das Qi ins Dantian sinken läßt. Die Gewichtung der Aufmerksamkeit ist unten / oben wie 70 / 30.

e) Das richtige Maß in bezug auf alle Aspekte der Übung (Atmung, Körperhaltung, Bewegungsintensität, Vorstellungskraft, Übungsdauer) wählen. Beachten, daß das Vorgestellte „da ist und doch nicht da ist"; innerlich loslassen und dem Lauf der Dinge folgen.

f) Schritt für Schritt ernsthaft und ausdauernd mit Basisübungen beginnend üben und dabei immer weiter fortschreiten.

### 3.4 Übungsformen und Stilrichtungen

**Übungen in Bewegung**

Übungen in Bewegung (Dònggōng) stärken den Bewegungsapparat, also Muskeln, Sehnen, Skelett und Haut[71]. Sie regen den Qifluß durch die Leitbahnen und den Körper an. Mit wechselndem Heben und Senken, Öffnen und Schließen wird das Qi vom Dantian in die Zirkulation gebracht und anschließend wieder zum Dantian zurückgeführt. Bei den Übungen in Bewegung werden Vorstellungsbilder den Körperbewegungen vorausgeschickt. Dabei ist es wichtig, daß das Dantian den Ausgangspunkt für Vorstellung und Bewegung bildet. Jedes Vorstellungsbild entsteht im mittleren Dantian und wird von dort in den Körper projiziert wie auf eine dreidimensionale Leinwand. Die äußeren Bewegungen werden aus einer inneren Ruhe heraus geleitet; sie verstärken wiederum den Ruhezustand des Gehirns.

Übungen in Bewegung verbinden Bewegung und Ruhe, Außen und Innen, Spannung und Entspannung, Härte und Weichheit[72]. Bei der Ausführung der Bewegungen ist zu beachten, daß sie sehr langsam fließend und mit voller Bewußtheit erfolgt. Nur dann kann Qigong seinen Sinn erfüllen. Es ist nicht der Körper, der sich bewegt, sondern der Körper wird durch das Qi bewegt. Es kommt also nicht auf das Kopieren der Endposition an, sondern „der Weg ist das Ziel", d. h., jeder kleine Abschnitt einer Bewegung vom Anfang bis zum Ende ist gleich wichtig.

Als Stilrichtungen der Übungen in Bewegung werden das „Taiji-Qigong in 15 Ausdrucksformen", die „8 Brokatübungen" und das „Qigong der Purpurnen Wolke" beschrieben. Der Ursprung des „Taiji-Qigong in 15 Ausdrucksformen" ist in der Tang-Zeit bei den „13 Ausdrucksformen der Taiji-Pfahl-Übung" des Daoisten *Xu Xuan Ping* (Mönchsname *Xuan Yuanzi*) zu finden. Die Übungen wurden ab 1961 von *Jiao Guorui* zu den „15 Ausdrucksformen des Taiji-Qigong" weiterentwickelt und sind detailliert in seinen Lehrbüchern beschrieben [73, 74]. Ich habe die „15 Ausdrucksformen" und die „8 Brokatübungen" 1988 in Beijing bei *Zhang Honglin*, einem damaligen Mitarbeiter von *Jiao Guorui* erlernt, einige Jahre mit diesen Übungen gearbeitet und sie später bei Prof. *Jiao* in Bonn vertieft.

Die dritte Stilrichtung „Qigong der Purpurnen Wolke" stellt eine Kombination aus sehr dynamischen Übungen in Bewegung und Übungen in Ruhe dar. Ich habe sie in Taibei (Taiwan) bei *Zhong Guoqiang* (*Michael Chung*) erlernt, der sie von seinem Großvater, einem daoistischen Mönch, übernommen und mit buddhistischen Elementen weiterentwickelt hat. Sie werden hier erstmals veröffentlicht, wobei mir Herr *Zhong* die chinesische und die englische Kurzbeschreibung zur Verfügung stellte.

Nach meinem Verständnis gibt es mehrere Entwicklungsstufen bei der Durchführung von Übungen in Bewegung, die aufeinander aufbauen. Zuerst übt man die sanfte gesunderhaltende Methode, bei der es darauf ankommt, das Körpergefühl zu schulen, Verspannungen abzubauen und den Qifluß sanft zu begleiten und anzuregen. Dazu eignet sich die Stilrichtung „Taiji-Qigong in 15 Ausdrucksformen" besonders gut.

Auf der zweiten Stufe, wenn bereits ein sehr gutes Körpergefühl vorausgesetzt werden kann, nimmt man in einigen Übungspositionen die bewußte Kraftaufwendung zum Vorstellungsbild hinzu und verstärkt damit die Übungsintensität. Das ist für Fortgeschrittenere eine schöne Erweiterung, in der erfahren werden kann, wie sich Vorstellungskraft und Körperkraft gegenseitig stärken. Man kann die „8 Brokatübungen", wenn man sie bereits sicher beherrscht, auf diese Weise ausführen, ebenso auch die „15 Ausdrucksformen".

Auf einer dritten Stufe benutzt man gleich von Anfang an die Muskelkraft gleichzeitig mit der Vorstellungskraft und wirkt damit sehr stark auf den Qifluß ein. Anfänger sollten mit dem Krafteinsatz vorsichtig sein; dem Fortgeschrittenen eröffnet sich dadurch neue Möglichkeiten. Sie wird in der Stilrichtung „Qigong der Purpurnen Wolke" beschrieben.

Die Übungen können mit der Atmung koordiniert werden. Jedoch sollte damit erst begonnen werden, wenn die Übungspositionen gut beherrscht und als natürlich empfunden werden, damit der eigene Atemrhythmus nicht gestört wird. Die Phasen des Öffnens jeder Übung können mit dem Einatmen und die Phasen des Schließens mit dem Ausatmen koordiniert werden (oder umgekehrt). Bei den „8 Brokatübungen" wird die Atmungsphase in Klammern (einatmend/ ausatmend) angegeben; sie sollte vom Anfänger jedoch vorerst ignoriert werden. Nach einiger Zeit des Übens verlangsamt sich die Atmung von selbst, geht allmählich in die tiefe Bauchatmung über und spielt mit den Übungen zusammen, daher sollte nichts erzwungen werden. Die Übungen können

auch sehr viel langsamer als der angegebene Atemrhythmus durchgeführt werden.

## Übungen in Ruhe

Übungen in Ruhe (Jìnggōng) stärken die drei Energieelemente Qi,
Jing und Shen; sie trainieren das Sammeln und Leiten des Qi und damit
das Dantian. Bei Übungen in Ruhe wird das Qi nicht über Körperbewegungen, sondern mit Hilfe von Atmung und Vorstellungskraft bewegt.
Die Atmung beeinflußt die Qi-Bewegung in den 5 Elementen und damit
den Ausgleich zwischen Yin und Yang. Der äußeren Ruhe ist die innere
Bewegung entgegengesetzt. Der Praktizierende erreicht dadurch einen
besonderen Ruhezustand.

Die Qi-Sammlungsübungen habe ich in der Qigong-Abteilung des
Xiyuan-Krankenhauses in Beijing u. a. bei *Jiang Wuche* gelernt. Der
kleine Himmelskreislauf, den ich bei Frau *Hu Yulan* gelernt habe, gehört zur daoistischen Methode.

## Organisation der Übungsbeschreibungen

Die zu den Übungsfolgen gehörenden *Abbildungen* sind nach dem
Muster „*Großbuchstabe – Zahl Kleinbuchstabe*" bezeichnet (z. B.: „A-
1a"). Dabei gibt der Großbuchstabe die Stilrichtung an: „A" für „15
Ausdrucksformen", „B" für „8 Brokatübungen" und „W" für „Pur-
purne Wolke"; dahinter folgen die Nummer der Übung und der Kleinbuchstabe, der den Teilabschnitt der Übungsnummer angibt. Jede
Übungsbeschreibung wird durch maximal vier Abbildungen ergänzt.
Diese Abbildungen zeigen die Übungen, wie sie zur linken Seite ausgeführt werden. Beschrieben werden die Übungen auf der den Abbildungen gegenüberliegenden Seite, wobei durch Sternchen „*" im Text un-
nötige Wiederholungen vermieden werden. Andererseits wurde für
gleich ablaufende Übungsteile aus Gründen der Eindeutigkeit die gleiche Formulierung gewählt.

### 3.5 Übungen in Bewegung (Dònggōng)

Voraussetzung für die Übungen in Bewegung ist der richtige Stand.

### 3.5.1 Grundstellung: Stehen wie ein Baum

Im schulterbreiten Stand sind die Füße parallel, die Knie leicht gebeugt, und das Becken ist locker; die Schultern sind leicht, die Arme
hängen herab, und der Kopf sitzt leicht auf den Schultern. Die Atmung
ist natürlich. Nun wird die Aufmerksamkeit zu den Füßen gelenkt. Mit
Gewichtsverlagerungen auf den vorderen Teil der Füße bis zu den Zehen, auf den hinteren Teil der Füße bis zu den Fersen und zurück zur
Fußmitte wird die optimale Gewichtsverteilung im Fuß erspürt, die einen festen und sicheren Stand gewährleistet. Dann wird die Aufmerksamkeit die Unterschenkel aufwärts geleitet bis zu den Knien. Die Beugung der Knie wird etwas verstärkt, danach verringert und dann die optimale Mittelstellung gefunden, in der sich die Knie über den Zehen befinden; man empfindet dabei eine leicht nach innen gerichtete Kraft.
Anschließend wird die Aufmerksamkeit die Oberschenkel aufwärts
bis zum Becken geleitet und die Beckenstellung variiert. Es wird eine
leicht sitzende Position eingenommen, die eine optimale Aufrichtung
der Wirbelsäule erlaubt. Gleichzeitig stellt man sich im Bereich von
Rücken, Beckenschaufeln und Hüftgelenken ein inneres Schließen vor.
Wirbel für Wirbel wird die Aufmerksamkeit nach oben gelenkt bis zu
den Schultern, deren Haltung nun variiert wird: Sie werden etwas nach
vorne gezogen, dann leicht nach hinten zusammengezogen und dann
wird die Mittelstellung gesucht, in der die Schultern weder schlaff noch
verspannt sind, sondern sich mit einer gewissen Festigkeit und Bewußtheit bei leichter Innendrehung der Arme im Schultergelenk[75] locker halten lassen. An Fußspitzen, Knien und Becken wirkt eine leicht nach innen gerichtete Kraft, der Rücken ist leicht nach außen gespannt. Die
Verlängerung der Wirbelsäule wird nach unten bis zum Erdmittelpunkt,
nach oben bis zum Kopf und darüber hinaus gedacht. Der Kopf ruht wie
eine Kugel auf der Wirbelsäule. Wem es angenehm ist, der kann sich
vorstellen, daß der Kopf am höchsten Punkt an einem dünnen Faden
ganz leicht zum Himmel gezogen wird.

Während wir den optimalen Stand eingenommen haben, hat sich die Atmung vertieft. Nun geben wir der Vorstellung in uns Raum, wie ein Baum zu stehen. In China ist die Vorstellung einer Kiefer sehr beliebt, man kann sich aber auch einen Laubbaum vorstellen, wenn man sich damit wohlfühlt. Wie vorher wird bei den Füßen begonnen und der Körper von unten nach oben durchwandert, wobei sich das Bild des Baumes vom Dantian aus in den Körper projiziert.

Von den Füßen läßt man Wurzeln in den Boden wachsen. Sie bewirken die Verankerung in der Erde und die Standfestigkeit. Die Beine und der Rumpf sind wie der Stamm eines Baumes: stark und aufrecht, aber nicht starr, sondern eher geschmeidig und biegsam wie Bambus. Die Haltung der Arme verändert sich etwas: die Ellenbogen entfernen sich locker hängend vom Körper (so als würden sie von der Taille aus durch einen leichten Wind nach außen geblasen) bis die Arme und die Schultern einen offenen Kreis bilden; unter den Achseln stellt man sich Luftbälle vor, die die Arme und die Schultern tragen. Die Arme und der Kopf bilden die Zweige bzw. den obersten Teil der Baumkrone: kraftvoll ausgestreckt in die Umgebung und dennoch leicht in der Aufrichtung. Die Haare und die Kleidung sind die Blätter/Nadeln des Baumes. Wem es angenehm ist, der kann sich vorstellen wie der Wind darin spielt.

In dieser Stellung kann einige Zeit verweilt werden. Sie soll als angenehm empfunden werden. Anfangs sollte nur wenige Minuten geübt werden, dann kann langsam gesteigert werden. Wenn die Projektion des Baumes in den Körper vollendet ist, wendet sich die Aufmerksamkeit wieder dem Dantian zu. Den Atem läßt man bis in den Unterbauch einströmen und stellt sich vor, Frische einzuatmen. Das Qi wird nun seinem natürlichen Stoffwechsel überlassen, und dann wird alles Verbrauchte durch Nase, Mund und alle Poren wieder ausgeatmet. Nach jedem Atemzug fühlen wir uns gereinigt und gestärkt. Einatmung und Ausatmung sind etwa gleichlang. Störende Gedanken oder Spannungen werden mit dem Ausatmen aufgelöst. Immer wieder vergegenwärtigt man sich das Bild, wie ein Baum zu stehen. Es entfaltet sich im Körper wie eine sich öffnende Blüte (Abb. A-0b). In der Baumstellung läßt sich nachempfinden, daß der „Mensch zwischen Himmel (Atmung/Yang) und Erde (Nahrung/Yin)" lebt[76].

### 3.5.2 Taiji-Qigong in 15 Ausdrucksformen (Tàijí Qìgōng Shíwǔ Shì)

**Die verschiedenen Schrittpositionen**

Neben dem schulterbreiten Stand werden noch drei weitere Schrittpositionen während der Übungen eingenommen. **Der seitliche Schritt mit Gewichtsverlagerung** (bei Jiao[74] „Bogenschritt" genannt) findet in den Übungen 3, 4, 9, 10 Anwendung. Bei der Ausführung zur linken Seite wird zuerst das Gewicht auf den rechten Fuß verlagert. Dann wird der linke Fuß von der Körpermitte aus gesehen etwa 60°–70° nach links gedreht und etwa zwei bis drei Fußlängen von der Ferse aus nach vorn aufgesetzt. Gleichzeitig mit der Bewegung der Arme (bei der die senkende Bewegung vor der hebenden beginnt) wird das Gewicht auf den linken Fuß verlagert, wobei die Knie stärker gebeugt werden; der rechte Fuß bleibt unverändert mit der Ferse am Boden. Oberkörper und Becken weisen in dieselbe Richtung wie der linke Fuß, das linke Knie befindet sich über den Zehen. Das Lot der Handposition fällt an der Innenseite des Fußes vorbei. Die Gewichtsverteilung zwischen linkem und rechtem Fuß ist 60/40 oder 70/30. Beim Auflösen der Stellung wird das Gewicht wieder nach rechts verlagert und der linke Fuß leicht schleifend herangezogen, wobei sich der Körper durch die Verringerung der Kniebeugung wieder hebt.

Als nächste Schrittform ist der **Reiterschritt**, der in den Übungen 5 und 12 vorkommt, zu erwähnen. Bei der Ausführung nach links wird das linke Knie auf Beckenhöhe angehoben und die linke Fußsohle (Reizpunkt Yongquan) zeigt zum rechten Knie; dann wird der linke Fuß parallel zum rechten, aber in sehr breiter Stellung nach links aufgesetzt. Das Gewicht ist gleichmäßig auf beide Beine verteilt, und das Becken wird je nach Kondition mehr oder weniger abgesenkt, aber höchstens bis auf Kniehöhe. Beim Lösen der Stellung wird das Becken etwas nach oben bewegt und der rechte Fuß nach links einwärts gedreht, das Gewicht nach links verlagert und der rechte Fuß herangezogen. Anders als beim seitlichen Schritt, bei dem nach jeder Übung zum Ausgangspunkt zurückgekehrt wird, wird beim Reiterschritt der Ausgangspunkt um Schrittbreite nach links verlassen, und erst nachdem der Reiterschritt nach rechts ausgeführt wurde, kehrt man zum Ausgangspunkt zurück. Wegen der stark nach unten gerichteten Kraft sollte der Reiterschritt während Menstruation und Schwangerschaft nur in der hohen Position ähnlich dem schulterbreiten Stand geübt werden. Da stark senkende

Elemente in ihr Gegenteil umschlagen können, sollte auch bei hohem Blutdruck nur die hohe Position eingenommen werden.

Der **seitliche Schritt ohne Gewichtsverlagerung** (bei Jiao „Sitzbogenschritt"genannt) kennzeichnet die Übungen 6, 7, 8, 11: Bei der Ausführung nach links wird das Gewicht auf den rechten Fuß verlagert, wobei das rechte Knie stärker gebeugt wird, dann wird der linke Fuß von der Körpermitte aus gesehen etwa 60°–70° nach links und etwa zwei Fußlängen nach vorn nur leicht auf dem Ballen aufgesetzt. Die Gewichtsverteilung zwischen linkem und rechtem Fuß ist etwa 20/80. Beim Auflösen der Stellung wird der linke Fuß leicht schleifend herangezogen.

**Ausgangsposition**

Die Füße bilden bei geschlossenen Fersen einen spitzen Winkel von etwa 60°, die Knie sind leicht gebeugt, das Becken ist locker, die Arme hängen herab. Die Wirbelsäule ist aufgerichtet als Gegenspannung zu den nach innen gerichteten Vorstellungen von Knien, Becken und Brustkorb[77]. Es sollte noch eine kurze innere Sammlung mit tiefem Ein- und Ausatmen erfolgen, bevor mit der Übungsfolge begonnen wird (Abb. A-0a).

Nun wird der rechte Fuß auf der Ferse so gedreht, daß er gerade nach vorn zeigt. Anschließend wird das Gewicht auf den rechten Fuß verlagert und der linke Fuß schulterbreit nach links gesetzt, so daß die Füße parallel sind. Das Gewicht wird auf beide Füße gleichmäßig verteilt.

---

**Zeichenerklärung:** Die Ausdrucksformen 1 bis 15 werden jeweils von * bis * wiederholt und mindestens je viermal (bzw. zweimal nach jeder Seite) ausgeführt. Wenn zur nächsten Ausdrucksform übergegangen werden soll, folgt man der Beschreibung bis zum „#"-Zeichen und springt dann zum nächsten Absatz „( # ) Übergang zur x. Ausdrucksform".

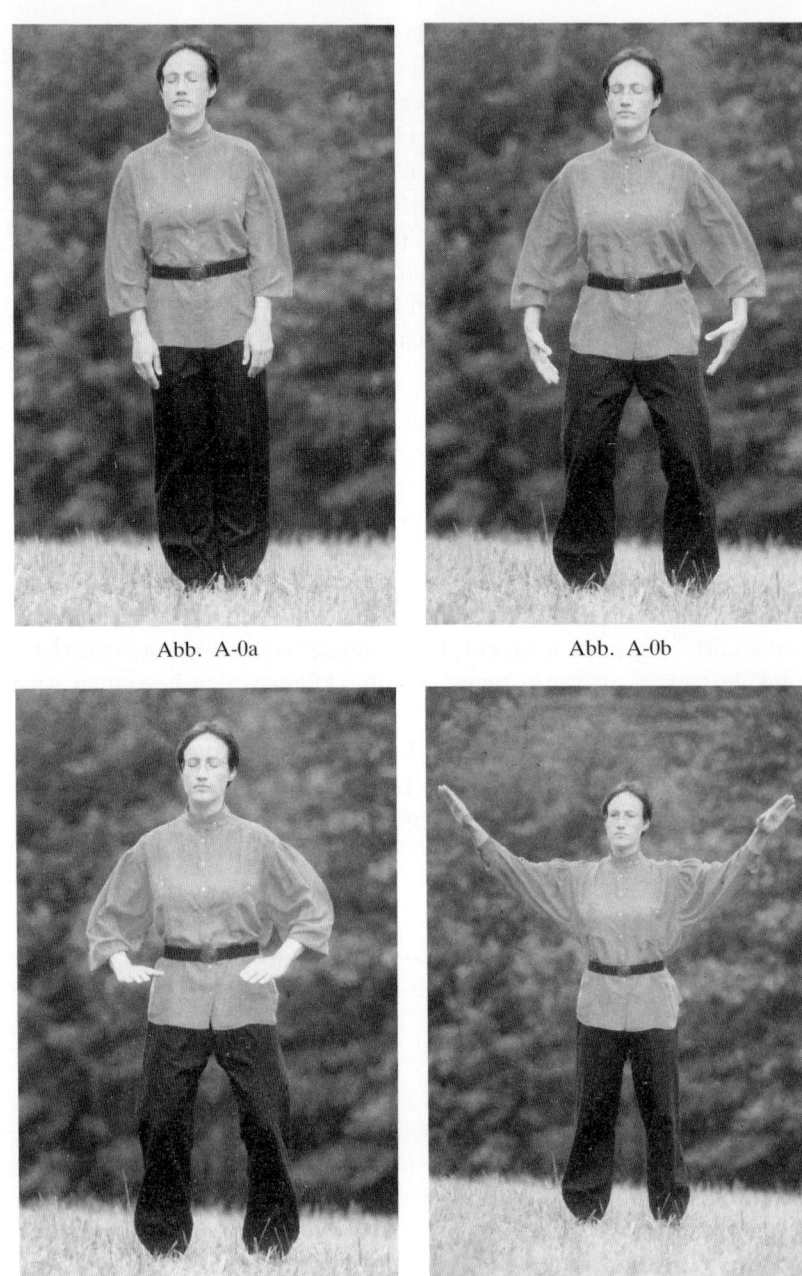

Abb. A-0a          Abb. A-0b

Abb. A-0c          Abb. A-0d

## 1. Vorbereitungsübung: Stehen wie ein Baum

In dem schulterbreiten Stand der Ausgangsposition entfernen sich die Ellenbogen leicht vom Körper, so daß Arme und Schultern auf einem Kreisbogen liegen. Diese aufspannende Vorstellung wird durch die Vorstellung innerer Zentriertheit ausgeglichen. Die Aufmerksamkeit wird in der bereits beschriebenen Weise (s. Kap. 3.5.1) von den Füßen aus durch den Körper gelenkt, wobei die Projektion des vorgestellten Baumes in den Körper immer vollständiger wird (Abb. A-0b). Beim Einatmen fließt frisches Qi bis ins Dantian. Beim Ausatmen reinigen wir uns von allen Sorgen und Schmerzen.

## 2. Vorbereitungsübung: Zwei Bälle ins Wasser drücken

Die Hände werden beim Einatmen im Handgelenk so gedreht, daß die Handflächen zuerst leicht nach hinten oben, nach außen und dann wieder nach vorn unten zeigen, wobei die Finger einen kleinen Kreis im Wasser beschreiben. Die Beugung der Knie wird verringert. In der Vorstellung verdichtet sich die Luft, die durch die Handbewegung umschlossen wird, zu Qi-Bällen, die beim Ausatmen sanft ins Wasser gedrückt werden; dabei werden die Knie stärker gebeugt. In der Endposition (Abb. A-0c) wird durch waagerechtes Einwärtsdrehen der Handflächen ein leichter Zug vom kleinen Finger aus den Unterarm aufwärts entlang des Herz- und des Dünndarm-Meridians ausgeübt. Einen Moment wird in dieser Stellung verharrt und im Körper nachgespürt.

## 3. Vorbereitungsübung: Tragen und umfassen – Großer Kreis

Nun werden die Hände mit den Handrücken nach oben vor der Brust zusammengeführt und einatmend bis etwa auf Stirnhöhe [§] angehoben; gleichzeitig wird die Beugung der Knie verringert. Die Arme werden zur Seite geöffnet (Abb. A-0d) und mit den Handflächen nach unten und den Fingerspitzen nach oben gerichtet ausatmend langsam gesenkt, wobei die Knie stärker gebeugt werden. Dabei spürt man eine gewisse Spannung zwischen dem Dantian und den Händen. Nahe vor dem Dantian werden die Handflächen nach oben gedreht, wobei sich die Fingerspitzen gegenüberliegen (Abb. A-1a).
[§] Bei Jiao werden die Arme nur bis Nabelhöhe angehoben.

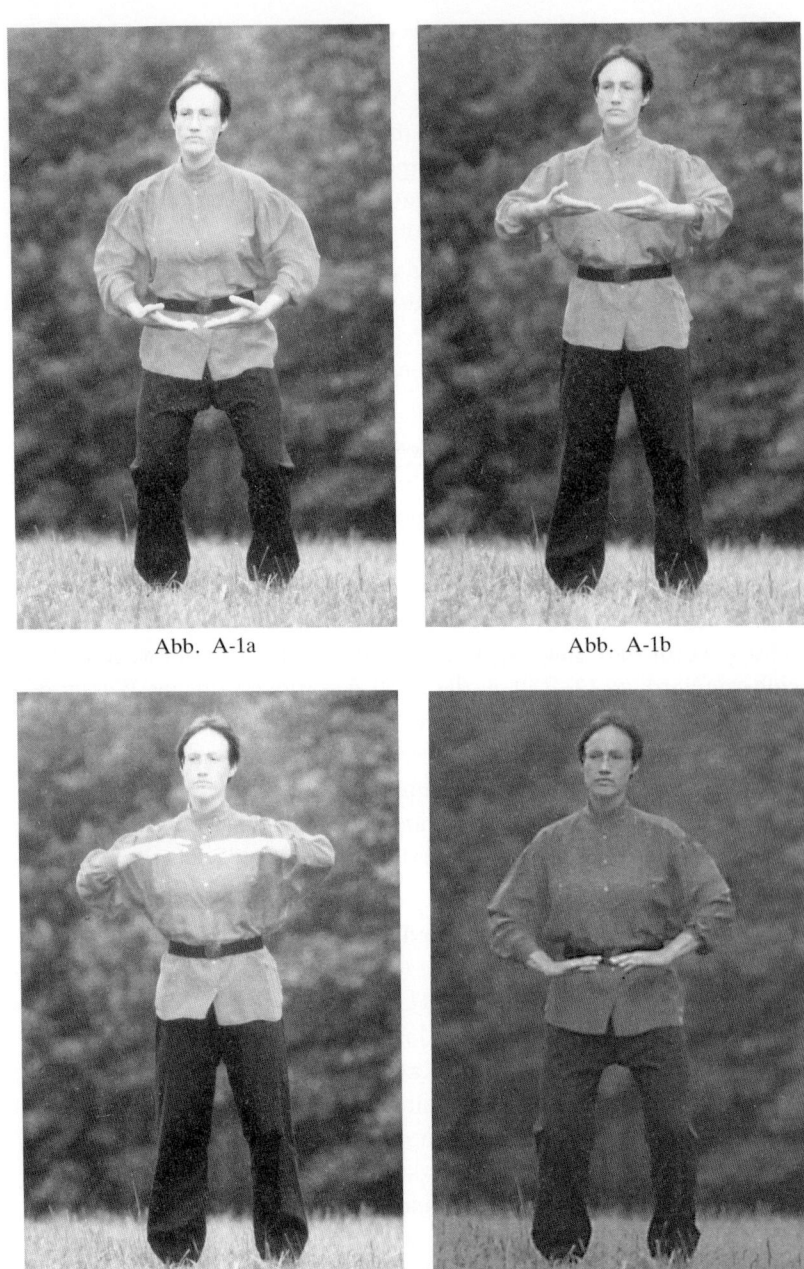

Abb. A-1a

Abb. A-1b

Abb. A-1c

Abb. A-1d

# 1. Ausdrucksform

*Öffnen:*

\* Mit den Handflächen nach oben und zueinander zeigenden Fingerspitzen werden die Hände in handlanger Entfernung vom Körper bis auf Schulterhöhe[§] angehoben – wie um einen Ball aus dem Wasser zu heben. Dabei wird die Beugung der Knie etwas verringert, die Schultern bleiben locker (Abb. A-1b). Nun werden die Handflächen um 180°, erst nach innen und dann nach unten gedreht, ohne den Ball zu verlieren. Die Position der Hände ist höher als die der zur Seite abgewinkelten nach unten hängenden Ellenbogen (Abb. A-1c). Diese Haltung kann als Ruheposition bei natürlicher Atmung für einige Zeit beibehalten werden.

*Schließen:*

Die Hände werden etwas näher vor dem Körper so gesenkt als drückten sie langsam einen Ball ins Wasser; je klarer die Vorstellung des Balldrückens ist, desto deutlicher werden die Handinnenflächen wahrgenommen, und der Qifluß wird verstärkt. Gleichzeitig mit dem Senken der Hände werden die Knie etwas stärker gebeugt (Abb. A-1d). # Vor dem Dantian werden die Handflächen wieder nach oben gedreht, ohne den Ball zu verlieren; Ruheposition \*.

*( # ) Übergang zur 2. Ausdrucksform:*

Die Hände werden nun vor dem Unterbauch so gedreht, daß die Fingerspitzen nach unten zeigen, also ein umgedrehtes nach oben offenes „Dach" bilden (Abb. A-2a).

[§]*Zur Beachtung:*

Bei Neigung zu hohem Blutdruck sollten die Hände nur bis Brusthöhe angehoben und dort bereits wieder nach unten gedreht werden

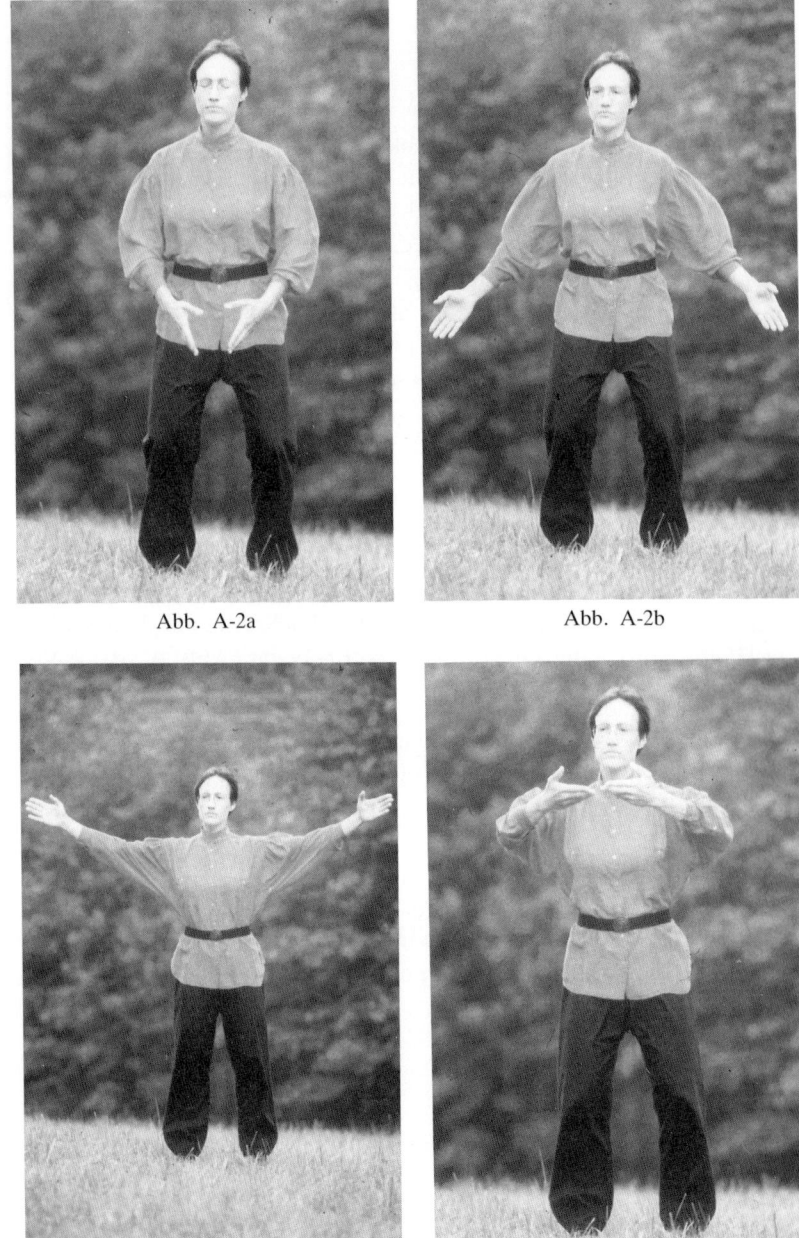

Abb. A-2a

Abb. A-2b

Abb. A-2c

Abb. A-2d

## 2. Ausdrucksform

*Öffnen:*

Die Arme werden vor dem Körper im leichten Bogen bis auf Hüfthöhe zur Seite geöffnet, als bewegten sie sich durchs Wasser; die Handflächen zeigen dabei zuerst zueinander und dann nach vorn; Ruheposition (Abb. A-2b). * Dann werden die fast gestreckten Arme seitlich im leichten Bogen bis auf Kopfhöhe geführt – wie um die Wolken zu teilen (Abb. A-2c); dabei wird die Beugung der Knie etwas verringert. Die Bewegung der Hände erfolgt entgegen einer vorgestellten elastischen Kraft, die zu den Füßen gerichtet ist. Der Blick geht geradeaus nach vorn. Nun werden die Handflächen nach oben gedreht. Auf etwa gleicher Höhe bleibend werden die Hände mit den kleinen Fingern voran aufeinanderzu bewegt, bis sie sich vor dem Hals befinden. Die Finger zeigen zueinander und in den nach oben gerichteten Handflächen wird wie eine Schale der Mond gehalten. Die Ellenbogen sind zur Seite abgewinkelt mit nach unten gerichteter Kraft (Abb. A-2d); Ruheposition.

*Schließen:*

Dann wird der Mond vor dem Körper bis zum Dantian gesenkt; gleichzeitig werden die Knie etwas stärker gebeugt. # Die Fingerspitzen werden wieder schräg nach unten gerichtet und im leichten Bogen bis auf Hüfthöhe zur Seite geöffnet. Die Handflächen zeigen dabei zuerst zueinander und dann nach vorn; Ruheposition. Die Übung wird ab * wiederholt.

*(#) Übergang zur 3. Ausdrucksform:*

Nachdem zum letzten Mal der Mond bis zum Dantian gesenkt wurde, wird das Gewicht auf den rechten Fuß verlagert, und der linke Fuß wird herangezogen. Gleichzeitig beschreibt die rechte Hand einen nach oben laufenden Halbkreis vor dem Körper und wird dabei nach innen gedreht. Die rechte Hand zeigt nun mit den Fingerspitzen nach links und mit der Handfläche nach unten, die linke Hand zeigt mit den Fingerspitzen nach rechts und der Handfläche nach oben (Abb. A-3a). Die Haltung der Hände ist so, als ob ein Ball gehalten würde, wobei die linke Hand den Ball trägt und die rechte Hand oben auf dem Ball liegt.

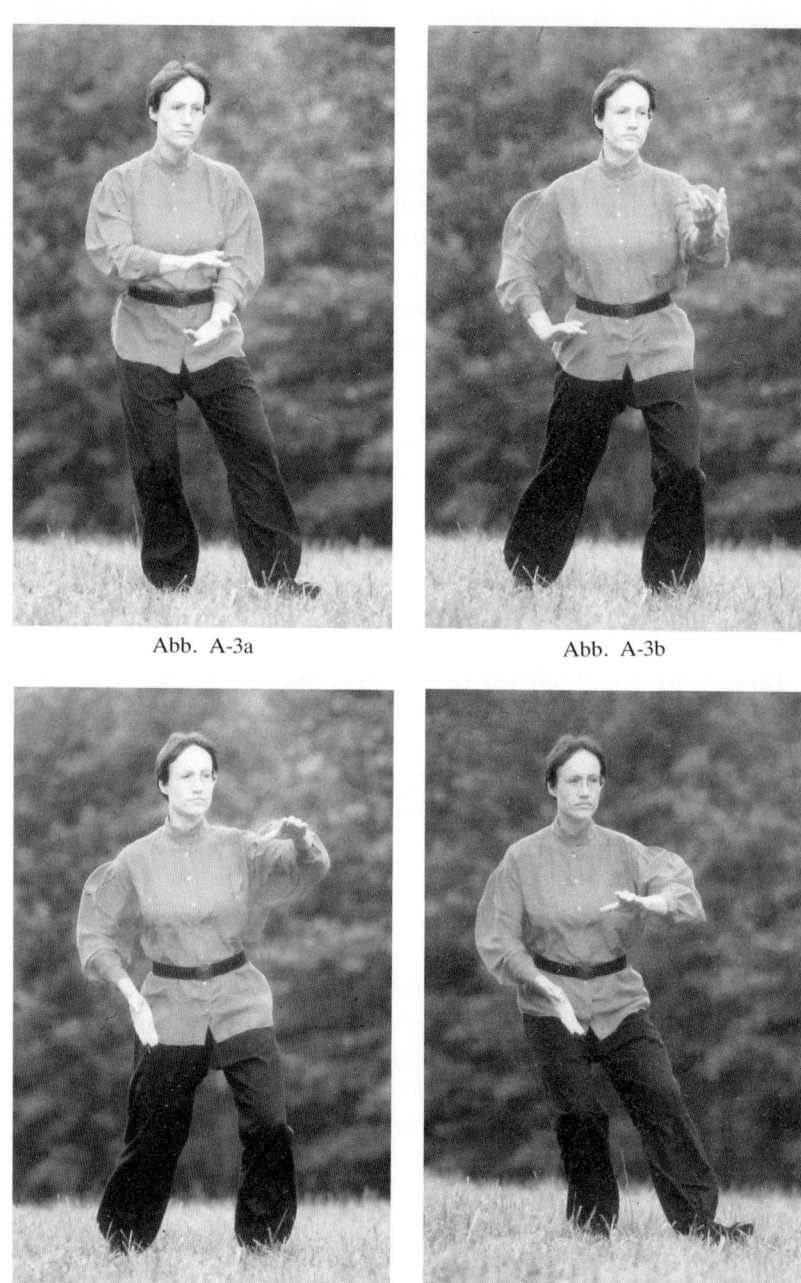

Abb. A-3a

Abb. A-3b

Abb. A-3c

Abb. A-3d

## 3. Ausdrucksform

*Öffnen:*

* Während der seitliche Schritt mit Gewichtsverlagerung (s. o.) nach links ausgeführt wird, senkt die rechte Hand einen Ball bis neben die rechte Hüfte[§]. Gleichzeitig mit der Gewichtsverlagerung wird die linke Hand bis über das linke Knie etwa auf Schulterhöhe angehoben – wie um einen Ball zu tragen (Abb. A-3b). Der Blick folgt zuerst der Bewegung der rechten, dann der Bewegung der linken Hand. Wenn sich die Hände voneinander entfernen, spürt man eine elastische Spannung zwischen den Handflächen. Sind die Arme in der Endposition angekommen, ist auch die Gewichtsverlagerung auf das linke Bein beendet; Ruheposition.

*Schließen:*

# Nun werden die Handflächen um 180° gedreht, so daß sie „Wahrnehmungskontakt" miteinander aufnehmen können (Abb. A-3c). Die Hände werden dann wieder aufeinanderzu bewegt, um einen Ball vor dem Körper zu halten. Gleichzeitig wird das Gewicht auf den rechten Fuß zurückverlagert, der linke Fuß wird herangezogen und dabei die linke Hand so einwärts gedreht, daß sie mit den Fingern nach rechts und der Handfläche nach unten auf dem Luftball liegt (Abb. A-3d); die rechte Hand trägt den Luftball. Dieses ist die Ausgangsstellung für die Übung zur rechten Seite *. In der Beschreibung von * bis * gelten dazu links und rechts vertauscht.

*(#) Übergang zur 4. Ausdrucksform:*

Nachdem der Ball das letzte Mal mit dem Schritt nach rechts getragen wurde, wird nur die rechte Handfläche gedreht (Abb. A-4a) und mit dem Heranziehen des rechten Fußes zur linken Hand vor das Dantian geführt. Dort befinden sich beide Hände mit den Handflächen nach unten zeigend.

[§]*Beachte:*

Wie bei allen Übungen mit unsymmetrischen Armbewegungen ist die nach unten drückende Vorstellungkraft stärker als die nach oben hebende (s. Kap. 3.3.d).

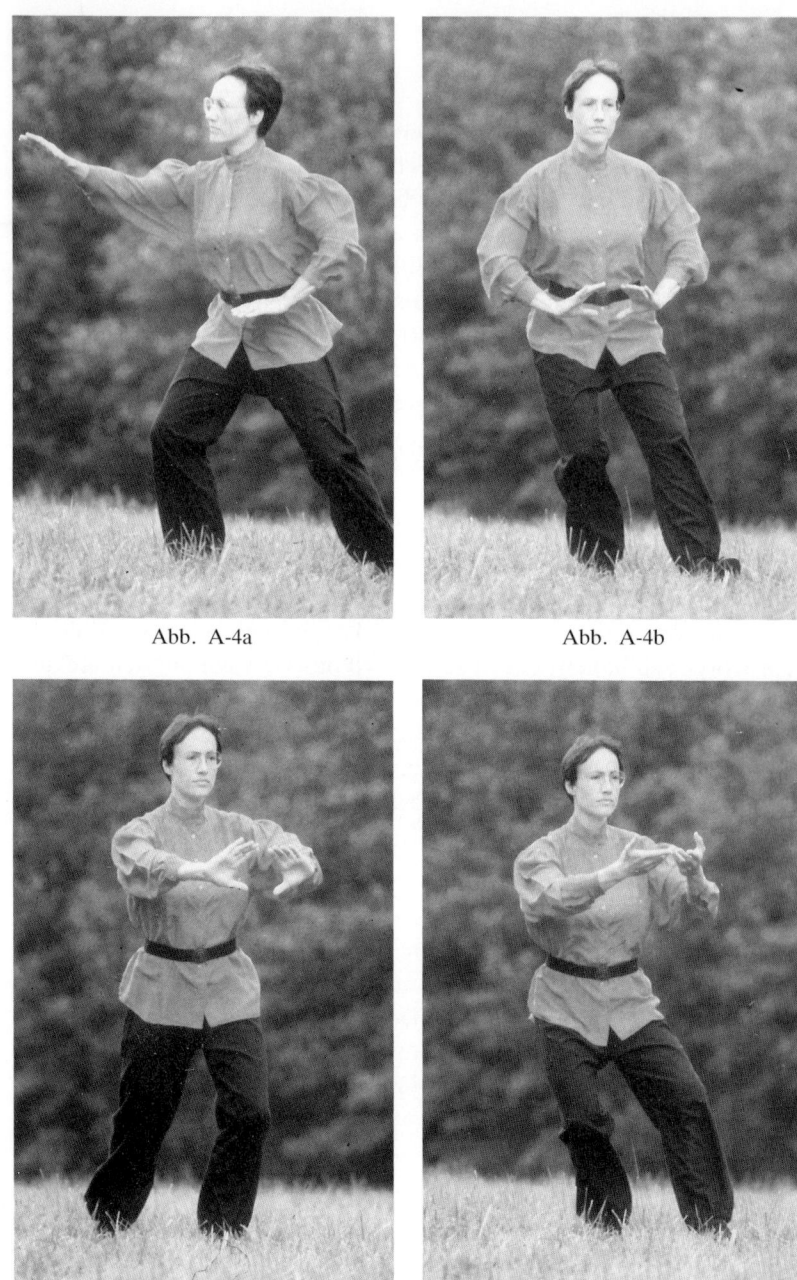

Abb. A-4a                    Abb. A-4b

Abb. A-4c                    Abb. A-4d

# 4. Ausdrucksform

*Öffnen:*

\* Während der seitliche Schritt mit Gewichtsverlagerung (s. o.) nach links ausgeführt wird (Abb. A-4b), bewegen sich beide Hände vom Dantian aus nach links vorn – wie um einen Berg zu schieben (Abb. A-4c). In der Endposition sind die Hände etwa auf Schulterhöhe und über dem linken Fuß; Daumen und Zeigefinger bilden zwischen den Händen ein offenes Dreieck; Ruheposition.

*Schließen:*

\# Der Berg und mit ihm alles Schwere wird losgelassen, die Handflächen werden leicht nach innen oben gedreht; Ruheposition. In der Vorstellung gleiten Seidenfäden durch die Finger, während die Hände bei nach außen zeigenden und nach unten gerichteten Ellenbogen in Richtung Dantian zurückgeführt werden (Abb. A-4d); gleichzeitig wird das Gewicht wieder auf den rechten Fuß zurückverlagert und der linke Fuß herangezogen. Wenn die Hände vor dem Dantian angekommen sind, werden die Handflächen mit einer runden Bewegung wieder nach unten gedreht, um die Übung zur rechten Seite auszuführen \*. In der Beschreibung von \* bis \* gelten dazu links und rechts vertauscht.

*( \# ) Übergang zur 5. Ausdrucksform:*

Nachdem zum letzten Mal der Berg nach rechts geschoben wurde, werden die Handflächen zueinander gedreht und der rechte Fuß zurückgezogen; nun wird die Ausgangsposition für die nächste Übung eingenommen. Dazu wird der rechte Arm gesenkt, bis sich die rechte Handfläche vor der rechten Unterbauchseite befindet. Die linke Hand wird mit der Handfläche zum Gesicht zeigend auf die Höhe der rechten Wange gehoben; der linke Ellenbogen befindet sich vor der linken Brust (Abb. A-5a). Durch die Längsverdrehung des linken Unterarmes spürt man am kleinen Finger einen leichten Zug. In der Vorstellung umfassen die Arme einen Baum.

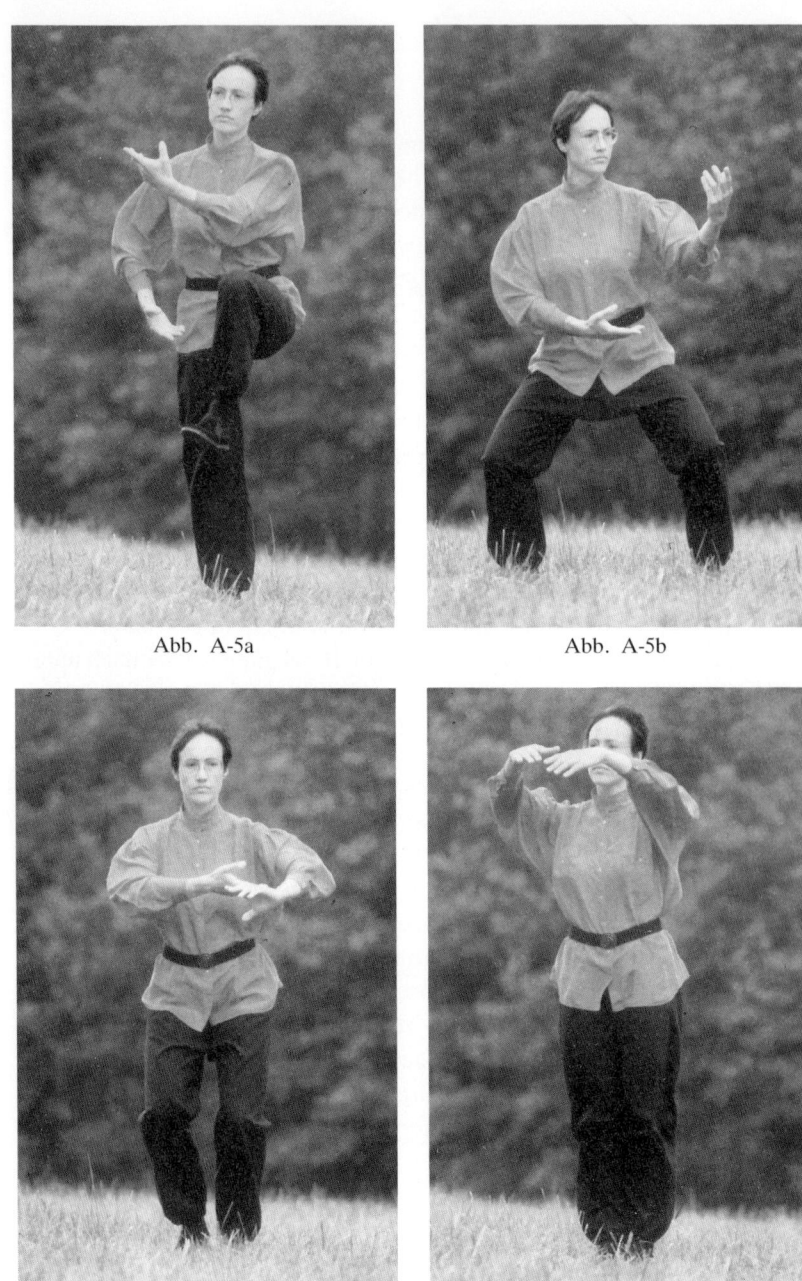

Abb. A-5a

Abb. A-5b

Abb. A-5c

Abb. A-5d

## 5. Ausdrucksform

*Öffnen:*
\* Der Reiterschritt (s. o.) wird nach links ausgeführt (Abb. A-5a). Nach dem Senken des Beckens zieht der linke Unterarm auf etwa gleicher Höhe bleibend mit dem Handrücken voran nach links – wie eine Wolke, bis sich die linke Hand über dem linken Knie befindet. Der Blick folgt dabei der linken Hand und geht darüberhinaus. Oberkörper und Kopf drehen sich nur oberhalb des Bauchnabels. Gleichzeitg wird die rechte Hand von der Ausgangsposition aus mit der Handfläche nach oben im leichten Bogen bis links neben den Bauchnabel geführt, so daß der Abstand und die „Wahrnehmungsspannung" zwischen der Innenseite des linken Ellenbogens und der rechten Handfläche erhalten bleiben (Abb. A-5b).

*Schließen:*
\# Nun wird das Gewicht auf den linken Fuß verlagert. Nach dem Heranziehen des rechten Fußes senkt sich die linke Hand, und die rechte Hand wird innerhalb des linken Arms so nach oben geführt, daß sich die Hände auf Brusthöhe begegnen (Abb. A-5c). Die linke Hand wandert dann vor die linke Unterbauchseite und nimmt „Wahrnehmungskontakt" mit dem rechten Ellenbogen auf, der sich vor der rechten Brust befindet; die rechte Handfläche wandert vor die linke Wange. Das ist bereits die Ausgangsstellung für die Übung nach rechts \*. In der Beschreibung von \* bis \* gelten dazu links und rechts vertauscht.

*(#) Übergang zur 6. Ausdrucksform:*
Nachdem zum letzten Mal die Wolke nach rechts gezogen ist, wird das Gewicht wieder nach rechts verlagert. Der linke Fuß wird herangezogen; gleichzeitig werden die Hände mit den Handflächen nach unten auf Schulterhöhe zusammengeführt und nach oben (Abb. A-5d), im Kreisbogen zur Seite und seitlich abwärts bewegt, bis sie sich vor dem Dantian überkreuzen. Nun zeigen die Handflächen zum Körper, wobei sich die linke Hand näher am Körper befindet (Abb. A-6a).

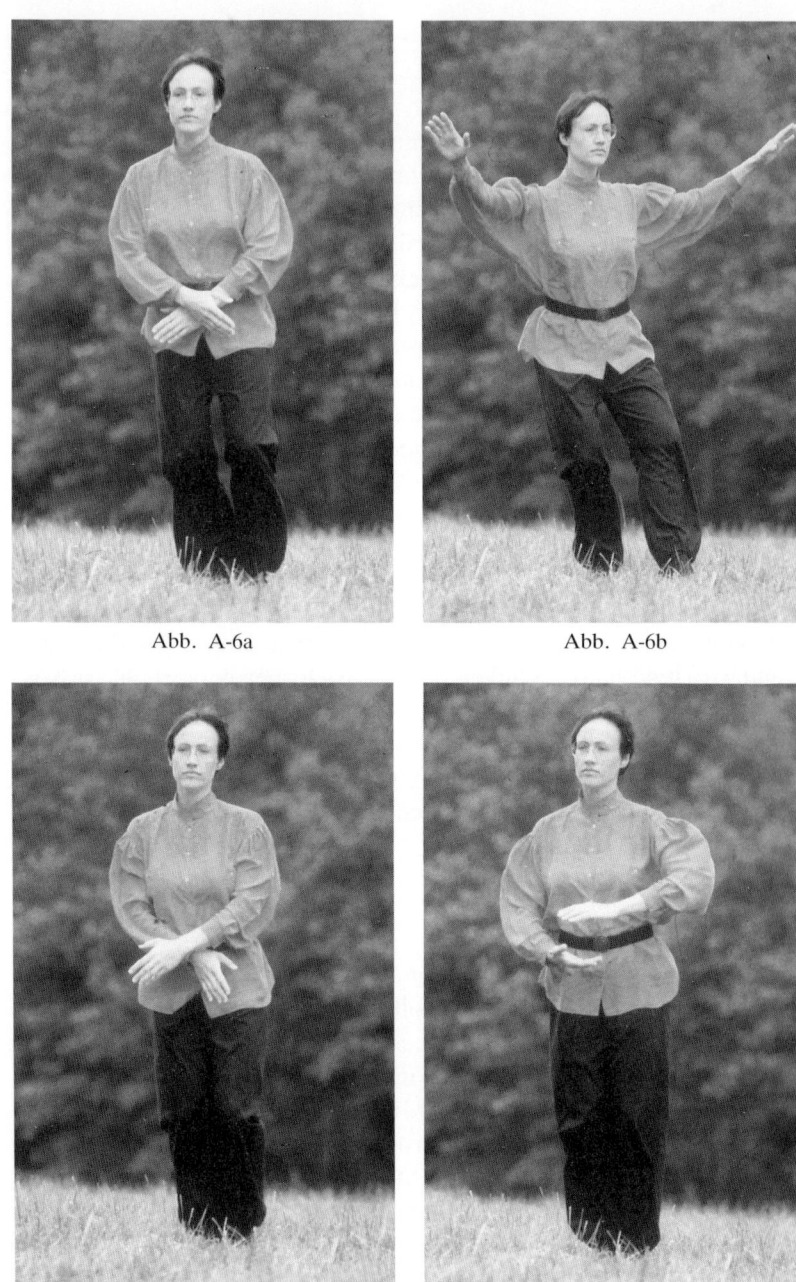

Abb. A-6a

Abb. A-6b

Abb. A-6c

Abb. A-6d

## 6. Ausdrucksform

*Öffnen:*
   * Der linke Fußballen wird zum seitlichen Schritt ohne Gewichtsver-lagerung (s. o.) nach links aufgesetzt. Die Hände streichen zuerst mit den Handflächen nach unten zur Seite und werden dann bis auf Kopf-höhe angehoben – wie die Flügel eines sich aufschwingenden Riesenvo-gels. Nun sind die Handflächen nach unten und die Fingerspitzen nach oben gerichtet (Abb. A-6b). Handrücken und Fingerspitzen sind füh-rend in der Bewegung und öffnen die Schwingen wie aus dem Wasser aufsteigend unter leichter Spannung zum Dantian und zu den Füßen. Bei der Vorstellung der wellenförmigen Bewegung eines Flügelschlags spürt man die elastische Spannung in den Armen und Händen und die nach unten gerichtete Kraft des Beckens. In der Endposition sollte der Öffnungswinkel der Arme kleiner als 180° und der Blick in die Ferne ge-richtet sein. Man kann sich vorstellen, über die Anden oder die chinesi-sche Mauer zu fliegen; Ruheposition.

*Schließen:*
   # Die Arme werden mit den Handflächen nach unten langsam wieder gesenkt, bis sich die Hände vor dem Dantian überkreuzen, während das linke Bein herangezogen wird (Abb. A-6c). Nun befindet sich die rechte Handfläche näher vorm Körper; Ruheposition. Das ist bereits die Aus-gangsstellung für die Übung nach rechts *. In der Beschreibung von * bis * gelten dazu links und rechts vertauscht.

*(#) Übergang zur 7. Ausdrucksform:*
   Nachdem zum letzten Mal die Schwingen nach rechts ausgebreitet wurden, werden die Hände vor den Bauch zurückgeführt, so daß sie ei-nen Luftball halten können. Gleichzeitig wird das rechte Bein herange-zogen. Nun trägt die rechte Hand mit der Handfläche nach oben und den Fingerspitzen nach links den Ball, und die linke Hand liegt mit der Handfläche nach unten und den Fingerspitzen nach rechts auf dem Ball (Abb. A-6d).

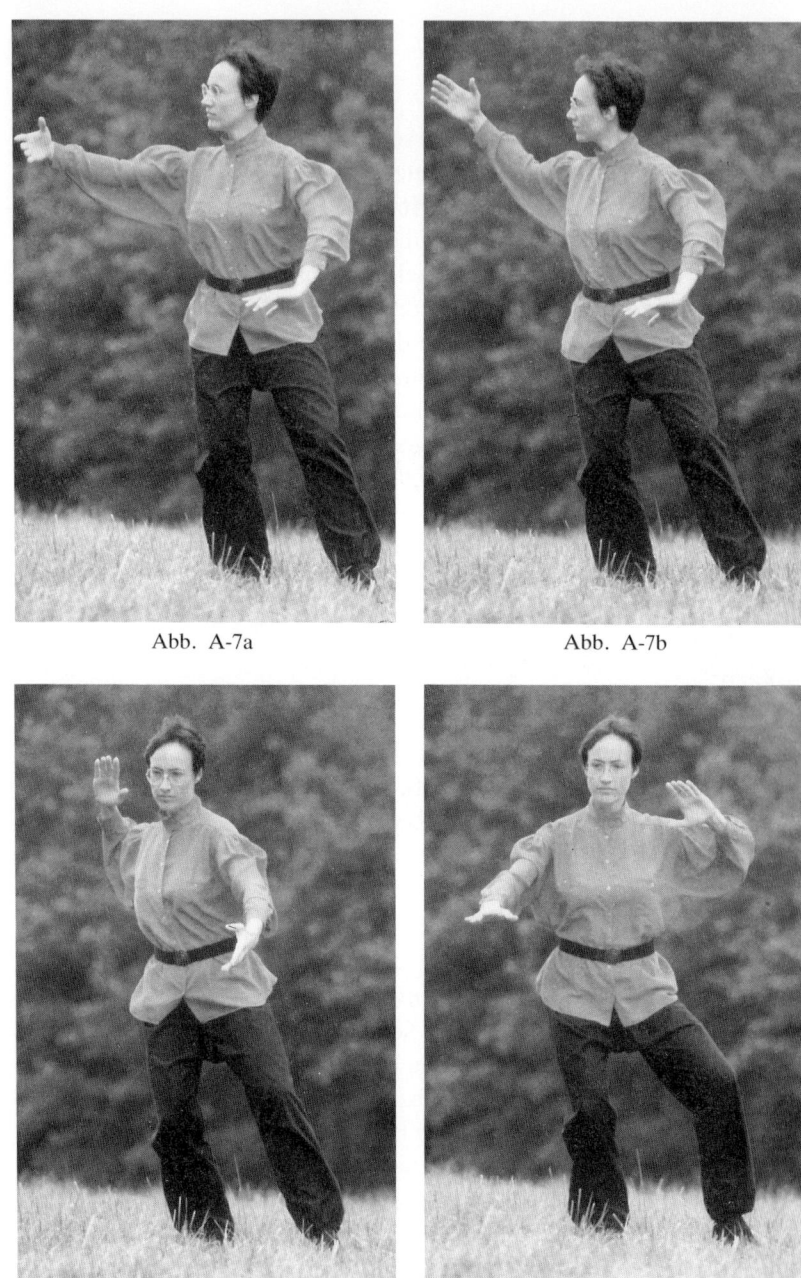

Abb. A-7a

Abb. A-7b

Abb. A-7c

Abb. A-7d

# 7. Ausdrucksform[§]

*Öffnen:*
  * Der linke Fußballen wird zum seitlichen Schritt ohne Gewichtsverlagerung (s. o.) nach links aufgesetzt. Die linke Hand wird weit vor die linke Hüfte gesenkt, als wollte sie einen Ball nach unten drücken. Währenddessen wird die rechte Hand mit der Handfläche nach oben im Bogen zur rechten Seite auf Kopfhöhe geführt – so wie ein Drache seine Klaue ausstreckt (Abb. A-7a); zwischen den Händen spürt man eine elastische Kraft. Der Blick ist in die rechte Handfläche gerichtet (Abb. A-7b); Ruheposition.

*Schließen:*
  # Nun wird der rechte Arm am Ellenbogengelenk einwärts geklappt und die Handfläche leicht nach vorn unten gedreht; gleichzeitig wird die linke Handfläche nach oben gedreht, so daß sich die Handflächen wieder gegenseitig „wahrnehmen" können (Abb. A-7c). Die rechte Hand wird ein kleines Stück in Richtung Ohr bewegt – wie um die Klaue auszustrecken. Der Blick ist nun nach vorn gerichtet; Ruheposition. Beim Heranziehen des linken Beins werden die Hände so aufeinanderzu bewegt, daß sie wieder einen Luftball vor dem Körper halten können; die rechte Hand liegt jetzt oben auf dem Ball, und die linke Hand trägt ihn. Das ist bereits die Ausgangsstellung für die Übung mit dem Schritt nach rechts *. In der Beschreibung von * bis * gelten dazu links und rechts vertauscht.

*(#) Übergang zur 8. Ausdrucksform:*
  Nachdem zum letzten Mal mit dem Schritt nach rechts die Klaue nach links gespreizt wurde, wird nur der linke Unterarm im Ellenbogengelenk abgeknickt, die Handfläche nach unten gedreht und dann zusammen mit der rechten Hand beim Heranziehen des rechten Fußes vor das Dantian geführt (Abb. A-7d). Beide Handflächen zeigen jetzt nach unten (Abb. A-8a).

[§]*Zur Beachtung:*
  Dieses ist eine diagonale Übung (ebenso wie die 12. Audrucksform), d.h., sie wird wie die anderen Übungen auch mit dem Schritt nach links begonnen, doch nun ist es die rechte Hand, die die Bewegung ausführt, nach der die Übung benannt ist.

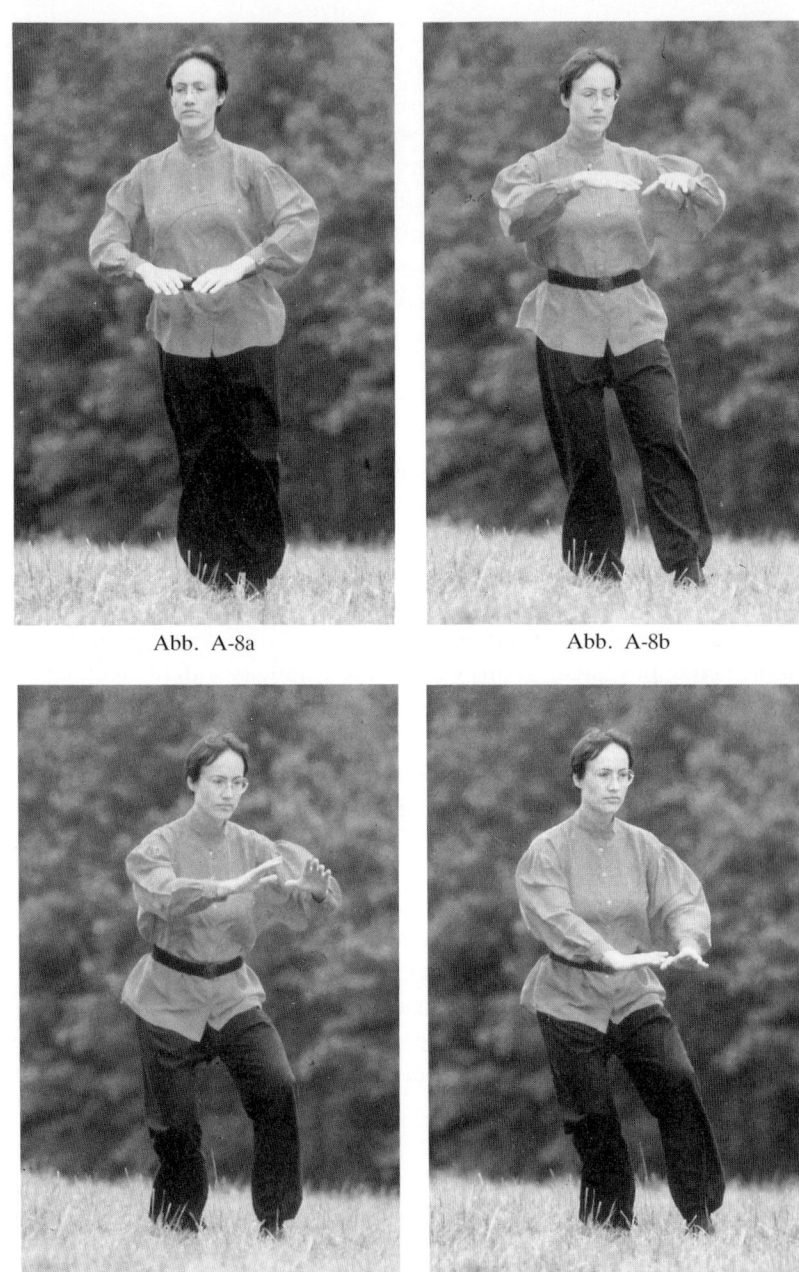

Abb. A-8a

Abb. A-8b

Abb. A-8c

Abb. A-8d

# 8. Ausdrucksform

*Öffnen:*
   * Der linke Fußballen wird zum seitlichen Schritt ohne Gewichtsverlagerung (s. o.) leicht nach links aufgesetzt. Die Hände werden nahe vor
dem Körper bis auf Brusthöhe angehoben (Abb. A-8b). Die Handflächen zeigen dabei locker nach unten; Ruheposition. Dann werden die
Hände weiter wie auf einem Kreisbogen nach oben, nach vorn und wieder abwärts bis auf Brusthöhe geführt – wie um einen Ball aufs Wasser
zu drücken; Ruheposition.

*Schließen:*
   Beim Senken der Hände in Richtung Dantian, etwas weiter vom Körper entfernt, wird das hintere Bein stärker gebeugt, so daß die Neigung
des Oberkörpers weitgehend unverändert bleibt. Die Arme beschreiben eine Kreisbewegung vor der Mittellinie des Oberkörpers (Abb. A-
8c). # Beim Heranziehen des linken Beins werden die Hände wieder
vor das Dantian gebracht (Abb. A-8d). Nun kann die Übung nach rechts
ausgeführt werden *. In der Beschreibung von * bis * gelten dazu links
und rechts vertauscht.

*(#) Übergang zur 9. Ausdrucksform:*
   Nachdem das letzte Mal der Ball nach rechts ins Wasser gedrückt
wurde, werden die Hände beim Heranziehen des rechten Beins zurück
vor das Dantian bewegt. Die nächste Übung kann mit einer kleinen Gegenbewegung der Hände zur Seite bis vor die rechte Hüfte eingeleitet
werden (Abb. A-9a).

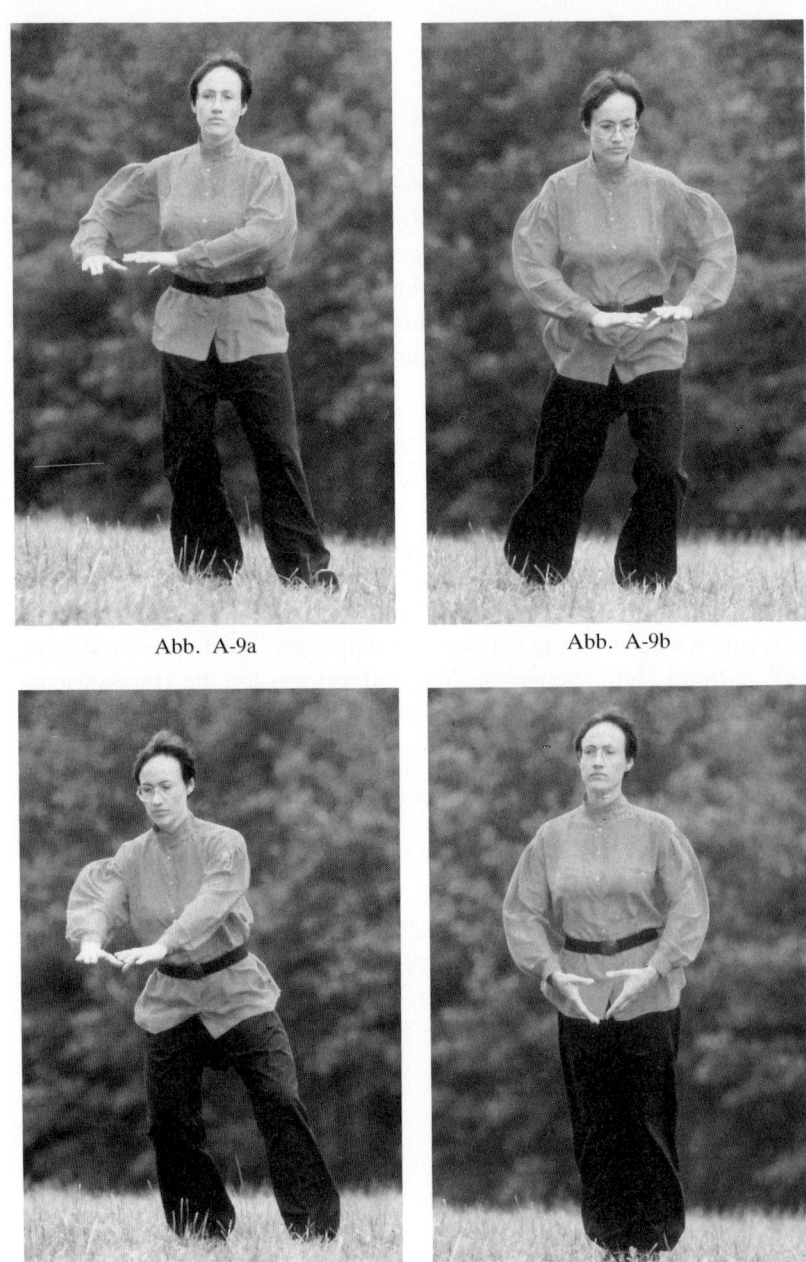

Abb. A-9a

Abb. A-9b

Abb. A-9c

Abb. A-9d

## 9. Ausdrucksform

*Öffnen:*
   \* Der seitliche Schritt mit Gewichtsverlagerung (s. o.) wird nach links ausgeführt. Gleichzeitig werden die Hände mit den Handflächen nach unten etwa waagerecht, aber anfangs leicht ansteigend nahe am Körper vorbei bis über das linke Knie und dann etwas weiter vom Körper entfernt im Kreisbogen nach rechts vor die Körpermitte geführt – wie um einen Ball auf dem Wasser entlang zu rollen (Abb. A-9b).

*Schließen:*
   \# Beim Weiterrollen des Balls entlang einer Ɛ- bzw. S-Linie (für die Übung nach links bzw. nach rechts), wird das Gewicht auf das rechte Bein verlagert (Abb. A-9c). Beim anschließenden Heranziehen des linken Beins wird der Ball im leicht sinkenden Bogen nach links wieder vor das Dantian zurückgerollt. Nun folgt die Übung nach rechts \*. In der Beschreibung von \* bis \* gelten dazu links und rechts vertauscht. Die kreisförmige Bewegung der Arme ähnelt dem Umfahren der weißen Fläche des Taiji-Symbols (s. Abb. 1, S. 20, wenn die Übung nach rechts ausgeführt wird (für die Übung nach links stellt man sich das Taijitu gespiegelt vor) und wird durch die Gewichtsverlagerung und die Beckenbewegung vorgegeben.

*(#) Übergang zur 10. Ausdrucksform:*
   Nachdem der Ball zum letzten Mal mit dem Schritt nach rechts waagerecht gerollt wurde, werden die Hände beim Heranziehen des rechten Beins vor das Dantian zurückgeführt und dort so gedreht, daß die Handflächen zueinander zeigen und die Finger nach vorn gerichtet sind, wie um ein liegendes „Dach" zu bilden (Abb. A-9d). Zwischen den Handflächen befindet sich wieder ein kleiner Luftball.

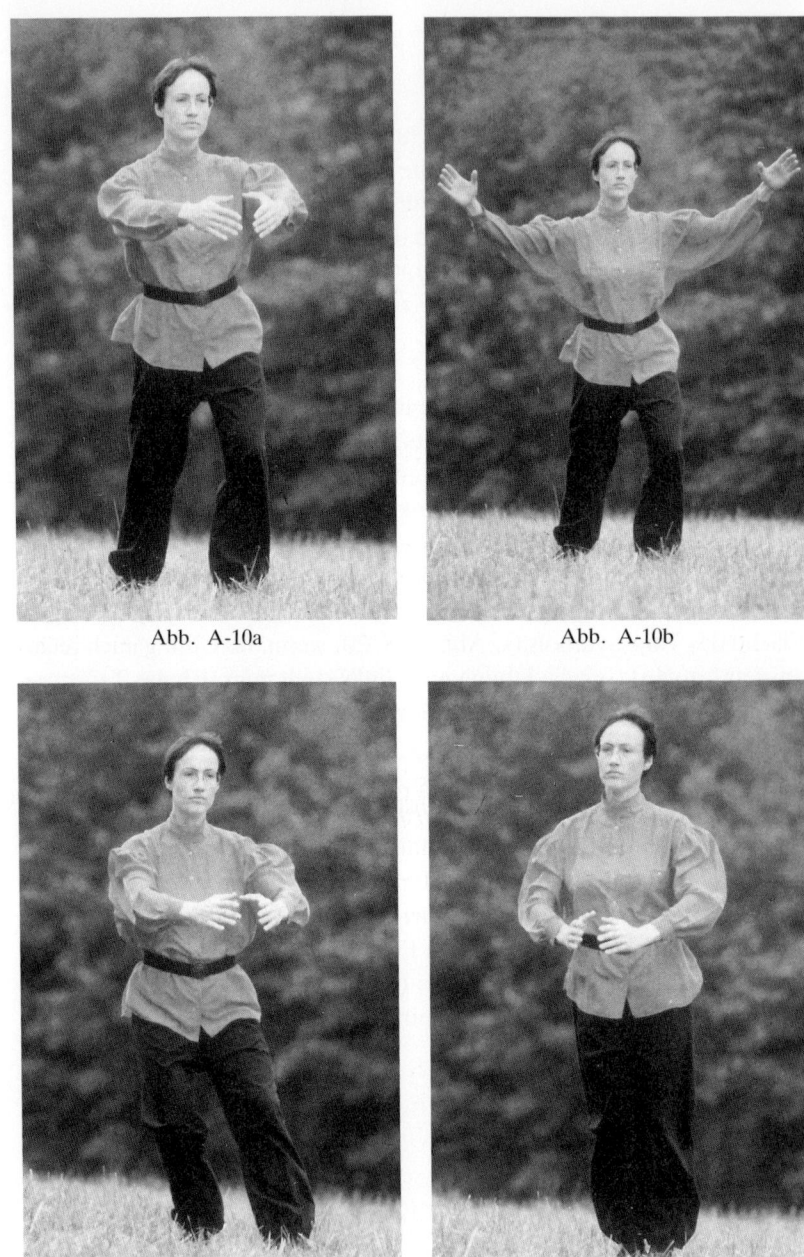

Abb. A-10a

Abb. A-10b

Abb. A-10c

Abb. A-10d

# 10. Ausdrucksform§

*Öffnen:*
 * Während der seitliche Schritt mit Gewichtsverlagerung (s. o.) nach links ausgeführt wird, werden die Hände in „Dachhaltung" in Armeslänge vor dem Körper bis etwa auf Brusthöhe angehoben (Abb. A-10a). Erst jetzt werden die Hände mit den Handrücken und Fingerspitzen voran zur Seite bis auf etwa Kinnhöhe geöffnet – so wie ein Pfau ein Rad schlägt (Abb. A-10b). Dabei ist eine leichte Spannung zwischen den Handflächen und dem Dantian bzw. den Füßen spürbar. Die Handflächen zeigen nach vorn, der Blick geht geradeaus; Ruheposition. In der Vorstellung öffnet man sich dem Universum und verbindet sich mit ihm.

*Schließen:*
 # Die Hände werden wieder auf Brusthöhe zusammengeführt (Abb. A-10c) und zum Dantian gesenkt. Dabei spüren die Handflächen wieder die elastische Spannung; gleichzeitig wird der linke Fuß herangezogen. Es folgt die Übung nach rechts *. In der Beschreibung von * bis * gelten dazu links und rechts vertauscht.

*( # ) Übergang zur 11. Ausdrucksform:*
 Nachdem zum letzten Mal das Rad nach rechts geschlagen wurde, werden die Hände wieder auf Brusthöhe zusammengeführt und in liegender „Dachhaltung" mit den Fingerspitzen nach vorn zeigend vor das Dantian gebracht, um einen Luftball zu halten (Abb. A-10d).

§*Beachte:*
 Die Unterschiede zur 6. Ausdrucksform: Bei dieser Übung werden die Arme erst auf Brusthöhe zur Seite geöffnet, und die Handflächen zeigen nach vorn, wohingegen sie bei der 6. Ausdrucksform bereits vom Dantian aus zur Seite bewegt werden und die Handflächen nach unten zeigen. Auch hier ist der Öffnungswinkel zwischen den Armen deutlich kleiner als 180°. Bei dieser Übung wird der seitliche Schritt mit Gewichtsverlagerung ausgeführt, bei der 6. Ausdrucksform ohne Gewichtsverlagerung.

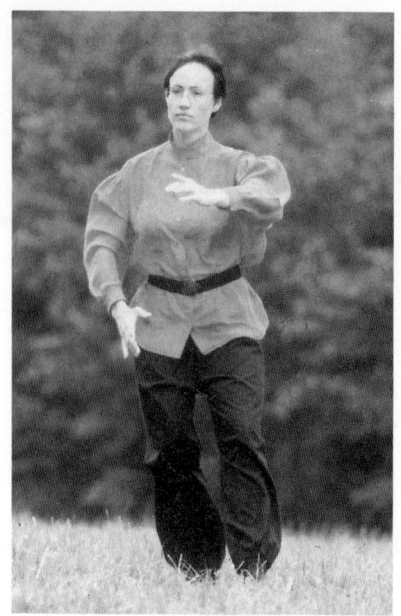

Abb. A-11a

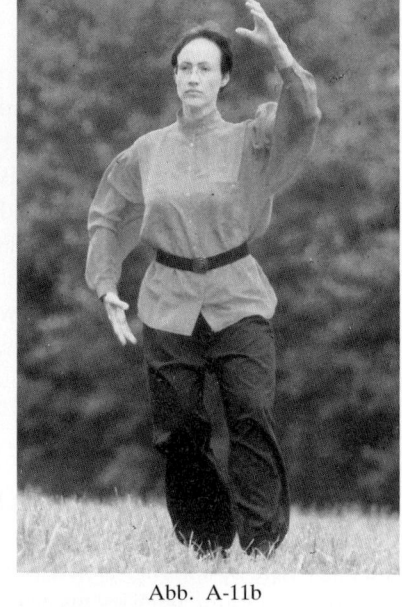

Abb. A-11b

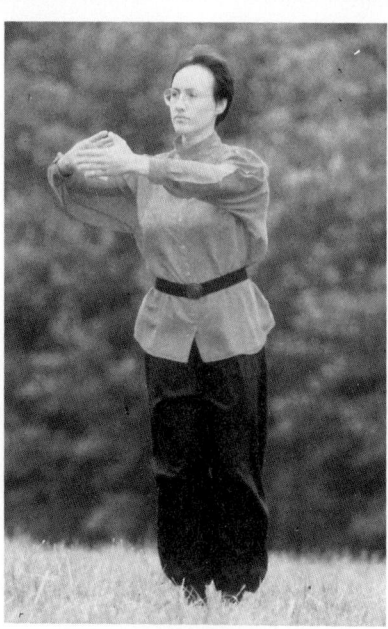

Abb. A-11c

# 11. Ausdrucksform

*Öffnen:*
  \* Der linke Fußballen wird zum seitlichen Schritt ohne Gewichtsver-
lagerung (s. o.) nach links aufgesetzt. Die rechte Hand wird, mit der
Handfläche zum Körper und den Fingern nach unten zeigend, neben die
rechte Hüfte gesenkt (Abb. A-11a). Währenddessen wird die linke
Hand, mit der Handfläche nach rechts zeigend und leicht gespreizten
Fingern, im Bogen vor dem Körper auf etwas über Kopfhöhe angeho-
ben – so wie ein Kranich seine Flügel zeigt (Abb. A-11b). Es kann mit
einer leichten Gegenbewegung begonnen werden. Beim Trennen der
Hände ist eine elastische Spannung spürbar. Der rechte Ellenbogen be-
findet sich etwas vom Körper entfernt; der linke Ellenbogen ist etwa auf
Schulterhöhe; Ruheposition.

*Schließen:*
  # Die Hände werden mit den Handflächen zueinander zeigend im
leichten Bogen vor dem Dantian zusammengeführt, während der linke
Fuß wieder herangezogen wird. Auch beim Schließen ist eine leichte
Spannung spürbar. Die Handflächen liegen sich nun wieder gegenüber
und die Fingerspitzen zeigen nach vorn. Es folgt die Übung nach rechts
\*. In der Beschreibung von \* bis \* gelten dazu links und rechts ver-
tauscht.

*(#) Übergang zur 12. Ausdrucksform:*
  Nachdem zum letzten Mal die Schwingen nach rechts gezeigt wurden,
wird nach dem Zurückziehen des rechten Beins die linke Hand zur rechten Hand vor die rechte Schulter geführt, wie um einen Luftball zu halten. Dann werden die Hände im Handgelenk so gedreht, daß der rechte
Handrücken zum Körper zeigt und die Fingerspitzen nach links oben gerichtet sind. Der linke Handrücken zeigt nach vorn mit den Fingerspitzen nach rechts (Abb. A-11c).

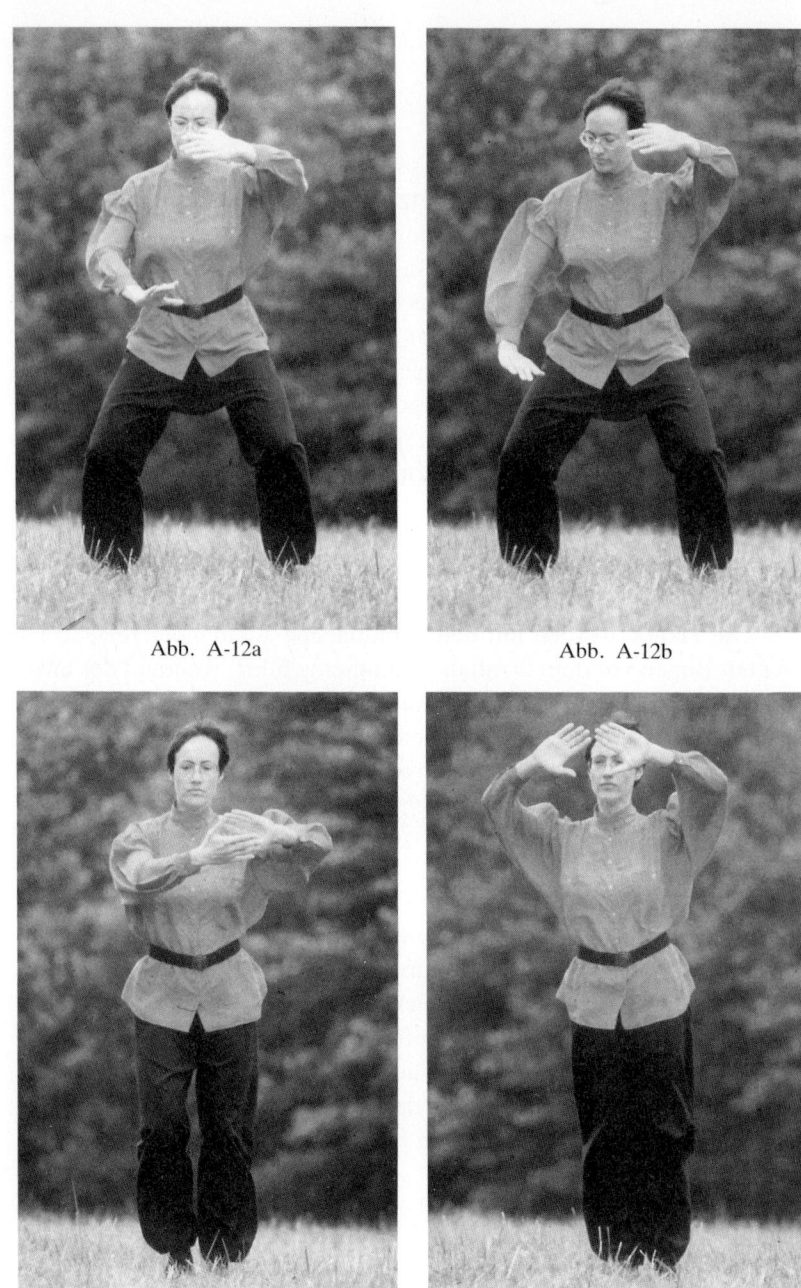

Abb. A-12a

Abb. A-12b

Abb. A-12c

Abb. A-12d

## 12. Ausdrucksform[§]

*Öffnen:*
* Nun wird der Reiterschritt (s. o.) nach links ausgeführt. Während das Becken gesenkt wird, streicht die rechte Hand nach rechts unten – wie um die Mähne eines Wildpferdes zu teilen (Abb. A-12a), bis etwa eine Handbreit über das rechte Knie. Dabei zeigen die Finger nach vorn innen. Der Blick folgt dabei der rechten Hand, ist aber am Ende der Übung über die Hand und das Knie hinaus nach vorn gerichtet. Gleichzeitig wird die linke Hand mit Handrücken und Unterarm voran nach vorn oben bis auf Kopfhöhe gebracht – wie um gegen den Kopf des Pferdes zu drücken (Abb. A-12b); Ruheposition.

*Schließen:*
# Dann werden die Handflächen zueinander gedreht und das Gewicht nach links verlagert. Der rechte Fuß wird herangezogen, während die Hände vor der linken Schulter einander genähert werden, so daß sie wieder einen kleinen Luftball halten können. Die linke Hand wird so gedreht, daß der linke Handrücken mit den Fingerspitzen nach rechts zum Körper gerichtet ist und der rechte Handrücken nach vorn zeigt mit den Fingerspitzen nach links (Abb. A-12c). Das ist die Ausgangsstellung für die Übung nach rechts *. In der Beschreibung von * bis * gelten dazu links und rechts vertauscht.

*(#) Übergang zur 13. Ausdrucksform:*
Nachdem das letzte Mal mit dem Schritt nach rechts die linke Hand über die Mähne gestrichen hat, wird das Gewicht nach rechts verlagert und mit dem Heranziehen des linken Beins die linke Hand nach oben geführt. Beide Hände befinden sich mit den Handrücken zur Stirn zeigend etwa eine Handbreit vor der Stirn. Zeigefinger und Daumen bilden ein Dreieck, die Ellenbogen sind über Schulterhöhe angehoben (Abb. A-12d, A-13a). Nun wird der linke Fuß schulterbreit zur Seite gesetzt.

[§]*Beachte:*
Auch dieses ist eine diagonale Übung, d. h. daß mit dem Schritt nach links die rechte Hand die markantere Bewegung ausführt.

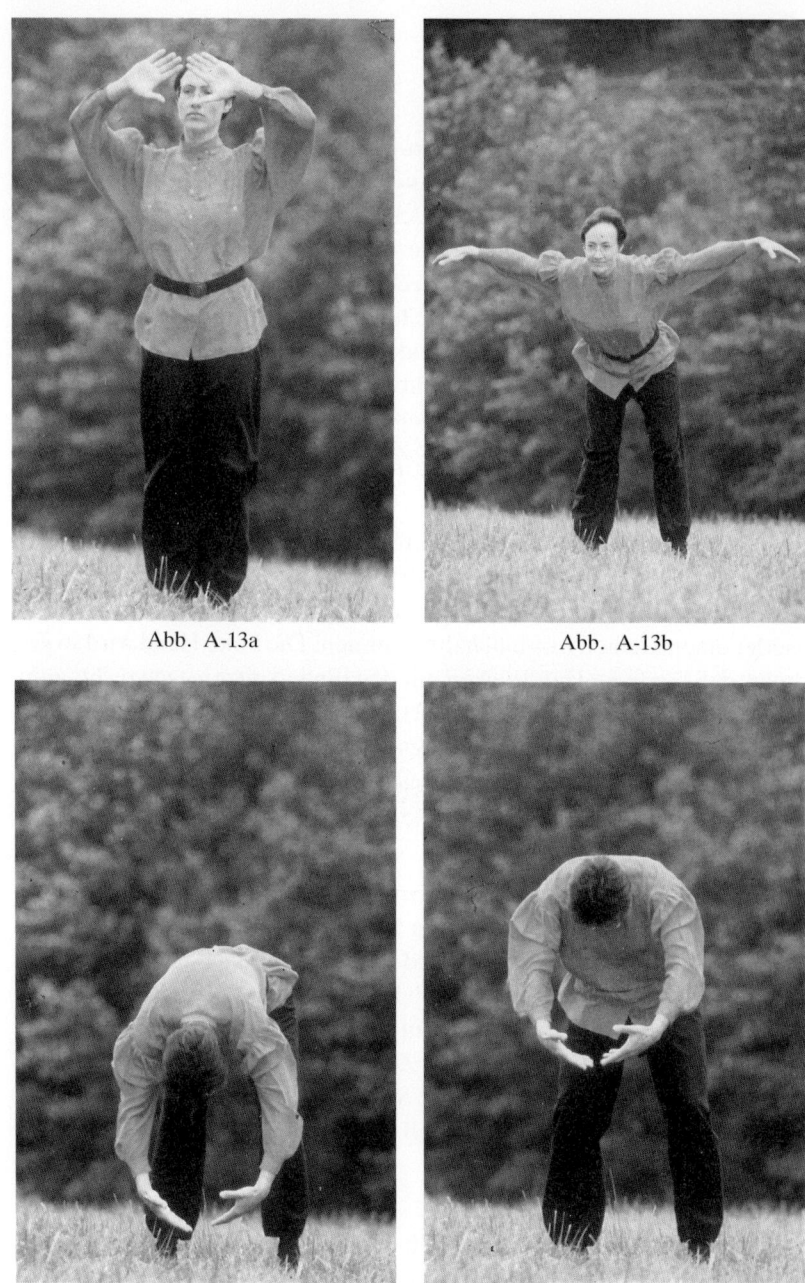

Abb. A-13a

Abb. A-13b

Abb. A-13c

Abb. A-13d

# 13. Ausdrucksform

*Öffnen:*
  \* Die Hände streichen mit den Handflächen nach vorn zeigend vor dem Kopf entlang zur Seite und weiter kreisförmig abwärts mit den Handflächen nach unten (Abb. A-13b). Wenn die Arme Schulterhöhe erreicht haben, wird der Oberkörper mit geradem Rücken vorgebeugt. Die Knie sind dabei durchgedrückt. Der Blick ist anfangs geradeaus gerichtet, folgt aber dann zu den Füßen. Die Arme werden gesenkt – als umfaßten sie vor den Füßen den Mond. Dabei zeigen die Handflächen nach oben und die Fingerspitzen zueinander (Abb. A-13c).

*Beachte:*
  Bei hohem Blutdruck sollte der Oberkörper nicht weiter als bis zur Waagereehten gebeugt werden.

*Schließen:*
  # Mit gebeugten Knien wird der runde Rücken langsam Wirbel für Wirbel aufgerichtet, bis zuletzt der Kopf folgt ; dabei tragen die Hände den Mond nach oben (Abb. A-13d). Nun werden die Hände wieder so gedreht, daß die Handrücken zum Gesicht zeigen und die Finger ein Dreieck bilden (Abb. A-14a) \*. Die Übung wird von \* bis \* wiederholt[§].

*(#) Übergang zur 14. Ausdrucksform:*
  Die Hände werden im Kreisbogen vor das Dantian gesenkt, bis sie sich mit den Handflächen zum Körper zeigend überkreuzen. Die Reizpunkte Laogong (P 8) beider Handflächen befinden sich übereinander. Dabei befindet sich die linke Hand näher am Körper; gleichzeitig wird der linke Fuß herangezogen, so daß die Füße im leicht spitzen Winkel stehen und die Fersen geschlossen sind (Abb. A-14b).

[§]*Beachte:*
  Bei Jiao[74] wird der Oberkörper jedoch mit geradem Rücken bei angehobenem Kopf und gestreckten Beinen wieder aufgerichtet, wobei das Kreuzbein den Angelpunkt der Bewegung bildet und die Vorstellungskraft im Dantian bewahrt ist. Bei akuten Beschwerden im Bereich der Lendenwirbelsäule muß diese Übung ausgelassen werden.

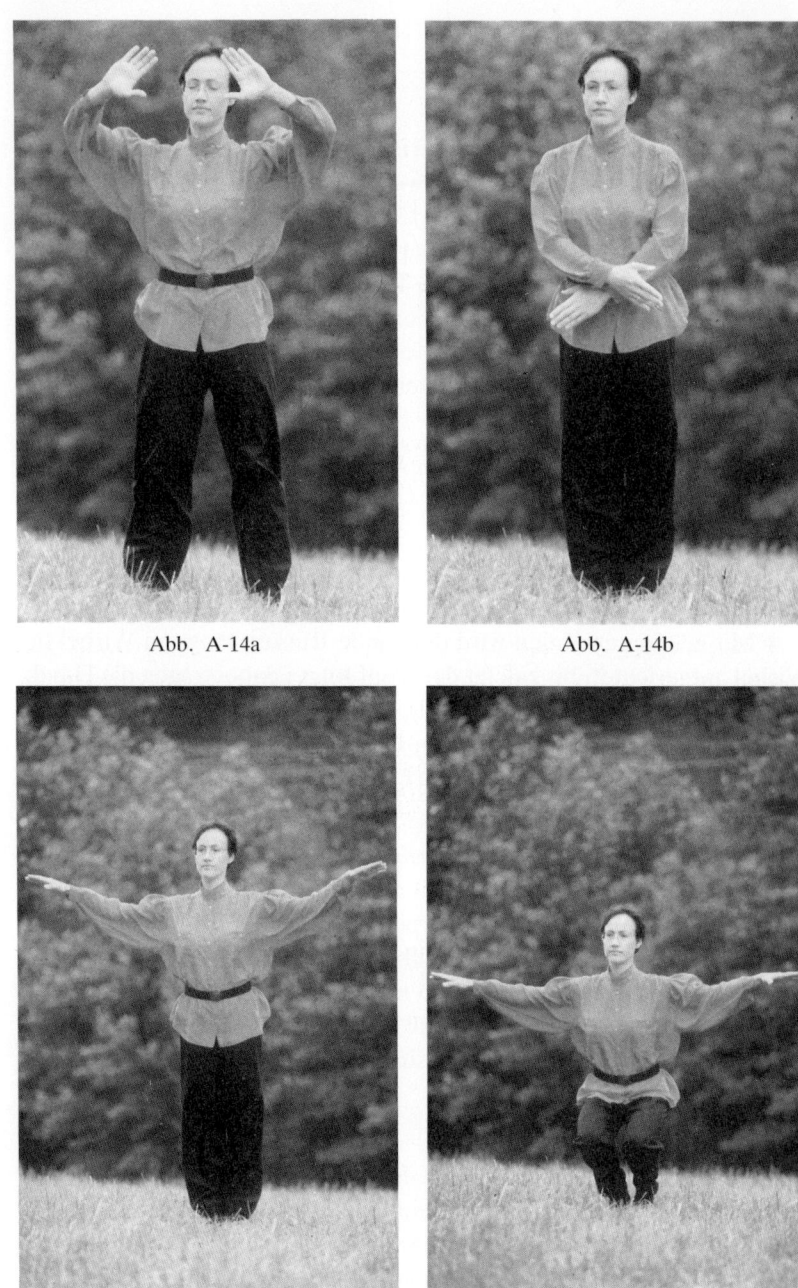

Abb. A-14a

Abb. A-14b

Abb. A-14c

Abb. A-14d

## 14. Ausdrucksform

*Öffnen:*
 * Die Arme werden auf einem Kreisbogen zur Seite gestreckt und etwas über Schulterhöhe angehoben, die Handflächen zeigen nach unten und die Fingerspitzen nach oben (Abb. A-14c). Man empfindet ein Gefühl der Weite; Ruheposition. Die Fersen werden vom Boden abgehoben und dann die Knie bei aufgerichtetem Oberkörper langsam gebeugt, wobei die Fersen oben bleiben. Man empfindet das Zentriertsein im Dantian. Das Becken befindet sich immer oberhalb der Knie. Während des Beugens der Knie bleiben die Knie zusammen, und man kann sich vorstellen, daß sich unter den Handflächen der ausgebreiteten Arme zwei Luftsäulen befinden, die das Gewicht tragen und die es erleichtern, das Gleichgewicht zu halten (Abb. A-14d).

*Schließen:*
 # Nun werden die Knie wieder gestreckt und die Fersen gesenkt. Die ausgestreckten Arme werden wie durchs Wasser ziehend nach unten geführt, bis sich die Hände – nun mit der rechten Handfläche näher zum Körper – wieder vor dem Dantian überkreuzen *. Die Übung wird von * bis * wiederholt.

*(#) Übergang zur 15. Ausdrucksform:*
 Nach dem letzten Strecken der Knie werden die Hände nicht vor das Dantian gesenkt, sondern hinter den Rücken neben die Lendenwirbelsäule gelegt; gleichzeitig wird der linke Fuß schulterbreit zur Seite gestellt. Dabei liegen die Handrücken auf dem Körper, Daumen und Zeigefinger bilden ein Dreieck (Abb. A-15a).

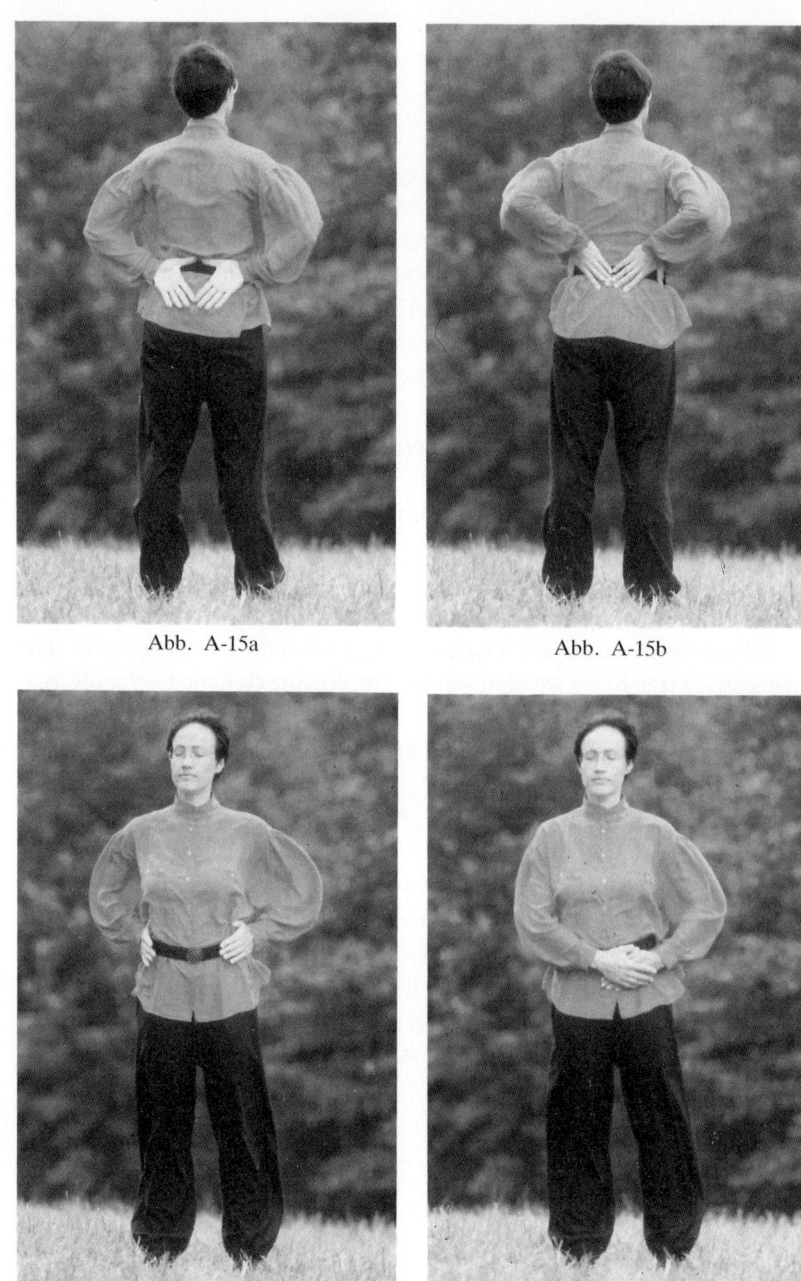

Abb. A-15a

Abb. A-15b

Abb. A-15c

Abb. A-15d

## 15. Ausdrucksform

*Öffnen:*

Mit den Handrücken neben der Lendenwirbelsäule wird langsam viermal linksherum (von rechts nach vorn, nach links und nach hinten) mit der Hüfte gekreist – so als bewegte sich ein Elefant. Dabei soll die Gewichtsverlagerung zwischen beiden Füßen wechseln und entlang einem Kreisbogen verlaufen, der Fußspitzen und Fersen verbindet. Die Hüftbewegung geht nicht über die Schulterlinie hinaus. Auch die Fußkanten spüren die Gewichtsverlagerung, und alle „365 Gelenke" sollen mitbewegt werden. Wenn sich das Gewicht auf dem linken Fuß befindet, hebt sich die rechte Ferse vom Boden ab, und es verläuft eine Streckung von der rechten Fußspitze bis zur linken Schulter.

*Schließen:*

Nun erfolgt das Hüftkreisen viermal rechtsherum (von rechts nach hinten, nach links und nach vorn).

*Übergang zu den Abschlußübungen:*

Das Gewicht wird wieder zwischen die Füße verlagert. Die Hände werden so gedreht, daß die Handflächen mit den Fingerspitzen nach unten neben der Lendenwirbelsäule liegen (Abb. A-15b).

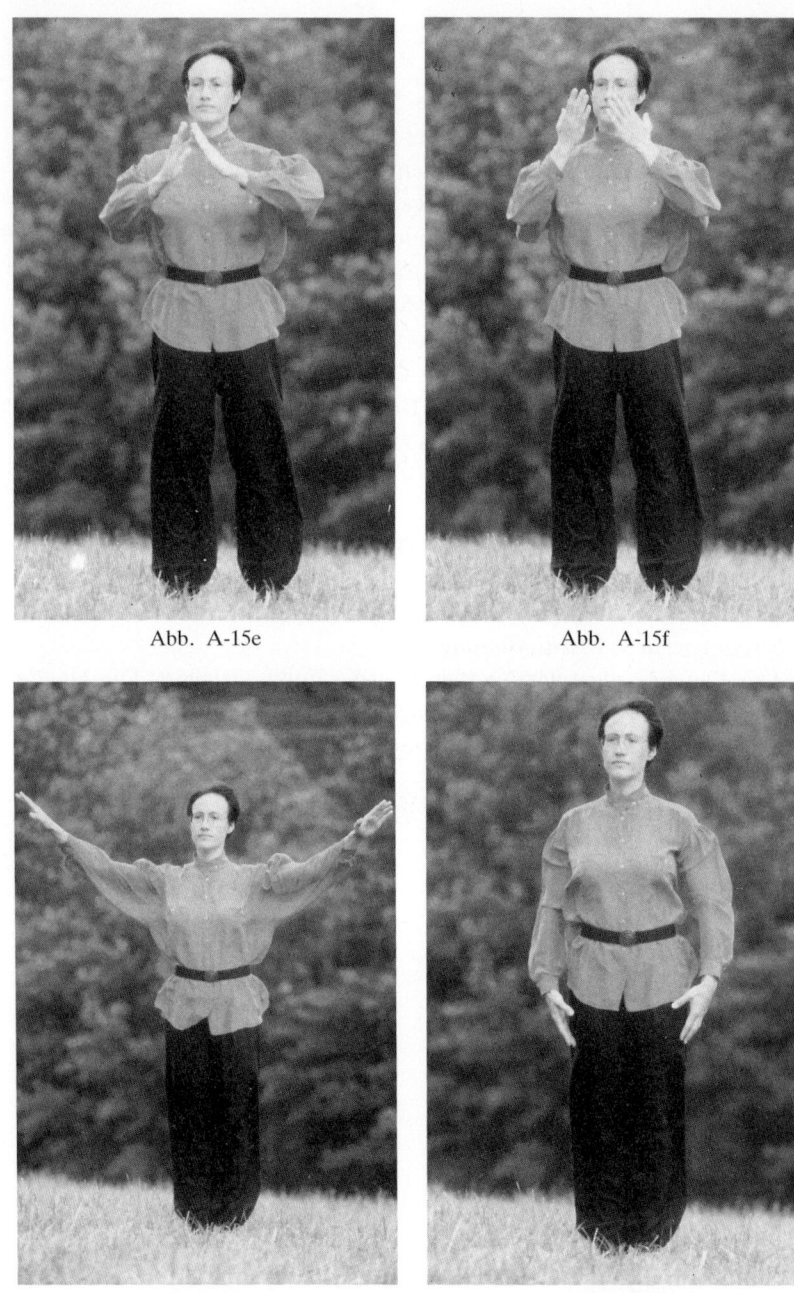

Abb. A-15e

Abb. A-15f

Abb. A-15g

Abb. A-15h

## 1. Abschlußübung: Reibe die Shenshu

Mit den Handballen wird viermal langsam von den Reizpunkten Shenshu (N 23) die Rückenstrecker im Bereich der Lendenwirbelsäule abwärts- und dann etwas weiter seitlich wieder aufwärtsgestrichen; gleichzeitig wird die Beugung der Knie erst verstärkt und dann verringert.

## 2. Abschlußübung: Schließe den Daimai

(Der Daimai ist einer der 8 Sondermeridiane und verläuft um die Gürtellinie.) Mit den Handflächen wird langsam von der hinteren Mitte aus beidseitig den Gürtelmeridian entlanggestrichen, um das Qi zu sammeln (Abb. A-15c), bis sich die Hände vor dem Bauch überkreuzen. Dabei liegt dann der Mittelpunkt der linken Handfläche (Reizpunkt Laogong [P 8]) auf dem Dantian.

## 3. Abschlußübung: Reibe das Dantian

Mit vier größer werdenden Kreisen linksherum (nach rechts, nach unten, nach links und nach oben) wird das Dantian langsam ausgestrichen (Abb. A-15d). Bei jedem Kreisbogen wird die Beugung der Knie zuerst verstärkt und dann verringert. Die Hände bewegen sich dabei zwischen Rippenbogen und Schambein. Die Richtung wird gewechselt, wenn die Hände oben sind. Mit vier kleiner werdenden Kreisen rechtsherum (von oben nach links, nach unten und nach rechts) wird das Qi wieder zum Dantian zurückgeführt. Es ist wichtig, mit dem Kreisen rechtsherum aufzuhören, weil es dann dem Verlauf des Dickdarms folgt und damit die Ausscheidung fördert.

### 4. Abschlußübung: Wasche den Laogong

Die Hände werden auf Brusthöhe vor den Körper gehoben, wobei die Handflächen zueinander zeigen und ein „Dach" formen. Nun bewegt sich zuerst die linke Hand abwärts, und gleichzeitig die rechte Hand aufwärts, bis die Fingerspitzen der linken Hand am Laogong (P 8) vorbei bei der rechten Handwurzel angekommen sind (Abb. A-15e). Danach bewegt sich die linke Hand aufwärts und die rechte abwärts. Nachdem das wiederholt wurde und sich die Hände wieder auf gleicher Höhe befinden, kann auch noch das Gesicht mit Qi gewaschen werden, indem die Handflächen und damit der Laogong zum Körper gedreht und viermal vor dem Gesicht langsam auf und ab bewegt werden (Abb. A-15f).

### 5. Abschlußübung: Führe das Qi zum Ursprung zurück – Abschlußkreis

Nun werden die Hände vor dem Gesicht bis über Kopfhöhe angehoben und im großen Kreis mit den Handflächen nach unten zur Seite geöffnet (Abb. A-15g). Die Hände mit den Handflächen nach unten und den Fingerspitzen nach oben werden langsam gesenkt, wobei das Qi zum Dantian zurückfließt; der rechte Fuß wird etwa 30° zur Seite gedreht und das Gewicht nach rechts verlagert. Nachdem die Hände neben den Hüften angekommen sind, ist die Übungsfolge beendet (Abb. A-15h).

Um aus dem Übungsbewußtsein wieder ganz ins Tagesbewußtsein zurückzukommen, kann man die Hände langsam zu Fäusten ballen, kurz alle Muskeln anspannen und wieder entspannen.

*Auswirkungen*

Die 1. Ausdrucksform wirkt günstig auf alle 12 Hauptmeridiane. Das gleichzeitige Heben und Senken von Armen und Körper harmonisiert den Qifluß insbesondere im mittleren Erwärmer. Sie wirkt günstig bei Atembeschwerden.

Die 2. Ausdrucksform wirkt besonders auf den Lungenmeridian an der Arminnenseite beim Wolkenteilen und auf den Herzmeridian an der Armaußenseite beim Halten des Mondes. Sie ist günstig bei Schlaflosigkeit, Atembeschwerden und Schulter-Nacken-Beschwerden.

Die 3. Ausdrucksform wirkt besonders auf die Meridiane des Dreifachen Erwärmers und des Perikard, die in der Mitte der Arminnenseite bzw. Armaußenseite verlaufen, da die hebenden und drückenden Bewegungen über die Hände hinaus vorgestellt werden. Die Übung ist günstig bei Schlaflosigkeit und Verdauungsstörungen, da sie den Wechsel zwischen den Polaritäten Yin und Yang anregt.

Die 4. Ausdrucksform wirkt besonders auf die drei Meridiane der Arminnenseite (Lunge, Perikard, Herz) und den Blasenmeridian, der über Kopf- und Körperhinterseite verläuft. Sie kräftigt den Schulter-Nacken- und den Lendenbereich.

Die 5. Ausdrucksform wirkt besonders auf die 3 Meridiane der Arminnenseite und den Blasenmeridian. Sie stärkt den Dreifachen Erwärmer und den Lendenbereich.

Die 6. Ausdrucksform verdeutlicht die gegenseitige Beschränkung von Yin und Yang und wirkt besonders auf die 3 Meridiane der Arminnenseite, was durch die Vorstellung der Bewegung im Wasser verstärkt wird. Sie ist günstig bei Yin-Mangel und bei Qi-Stau.

Die 7. Ausdrucksform wirkt besonders auf die Meridiane der Arminnenseite (Lunge, Perikard, Herz) und der Armaußenseite (Dickdarm, Dreifacher Erwärmer, Dünndarm); sie regt den Qifluß im mittleren und oberen Erwärmer an.

Die 8. Ausdrucksform wirkt besonders auf die Meridiane der Arm-innenseite (Lunge, Perikard, Herz), der Armaußenseite (Dickdarm, Dreifacher Erwärmer, Dünndarm) und den Blasenmeridian. Sie ist besonders günstig für den mittleren Erwärmer und harmonisiert die Funktionskreise Milz, Magen und Leber.

Die 9. Ausdrucksform wirkt besonders auf die Meridiane an der Grenze zwischen Arminnenseiten und Armaußenseiten Lunge, Dickdarm, Herz, Dünndarm. Sie stärkt das Dantian und fördert das Zurückführen des Qi.

Die 10. Ausdrucksform wirkt besonders auf die Meridiane von Dickdarm, Dreifachem Erwärmer, Perikard und Herz. Sie fördert das Sammeln und Ausbreiten des Qi.

Die 11. Ausdrucksform wirkt besonders auf Dickdarm- und Dünndarm-Meridian.

Die 12. Ausdrucksform wirkt besonders auf die Meridiane von Herz, Perikard, Dickdarm und Dreifachem Erwärmer. Sie stärkt den unteren Erwärmer und den Funktionskreis Niere.

Die 13. Ausdrucksform wirkt besonders auf die Meridiane von Herz, Perikard und Blase. Sie stärkt den Funktionskreis Niere.

Die 14. Ausdrucksform wirkt besonders auf die Meridiane von Blase, Dreifachem Erwärmer und Perikard; sie stärkt den Lenden-Kreuz-Bereich.

Die 15. Ausdrucksform wirkt günstig auf alle 12 Hauptmeridiane und 8 Sondermeridiane. Damit hat sie regulierende Wirkung auf alle inneren Organe, Funktionskreise und Gelenke.

### 3.5.3 Die 8 Brokatübungen (Bā Duàn Jǐn)

Die 8 Brokatübungen, auch elegante Übungen genannt, haben eine sehr lange Tradition (8. Jh.) und erfreuen sich weiter Verbreitung. Sie gehören zum Repertoire vieler Qigong-Lehrer, jedoch mit einigen Abweichungen in der Ausführung. Nachdem man die Brokatübungen solange auf Basisniveau geübt hat, bis man ihren Ablauf gut beherrscht, kann zur Vorstellungskraft eine gewisse Kraftaufwendung hinzugenommen werden, die den Übungseffekt noch unterstützt.

In der **Ausgangsposition** sind die Fersen geschlossen, die Füße bilden einen spitzen Winkel von etwa 60°, und die Knie sind leicht gebeugt. Die Ausgangsposition und die Vorbereitungsübungen sind genauso auszuführen wie in Kap. 3.5.2 und werden hier nur noch kurz wiederholt.

*1. Vorbereitungsübung: Stehen wie ein Baum*

Im schulterbreiten Stand sind die Füße parallel und die Knie leicht gebeugt. Das Becken läßt man locker sinken, so daß sich die Wirbelsäule gerade aufrichten kann. Schultern und Arme sind locker, der Kopf ist leicht.

*2. Vorbereitungsübung: Zwei Bälle ins Wasser drücken*

Die Hände werden im Handgelenk gedreht, so daß die Finger einen kleinen Kreis beschreiben. Dann zeigen die Handflächen nach unten und drücken Bälle ins Wasser.

*3. Vorbereitungsübung: Tragen und umfassen – Großer Kreis*

Die Hände werden vor der Brust zusammengeführt und im großen Kreis mit den Handflächen nach unten seitlich gesenkt.

Jede der folgenden Brokatübungen sollte mindestens viermal (d.h. zweimal nach jeder Seite) ausgeführt werden.

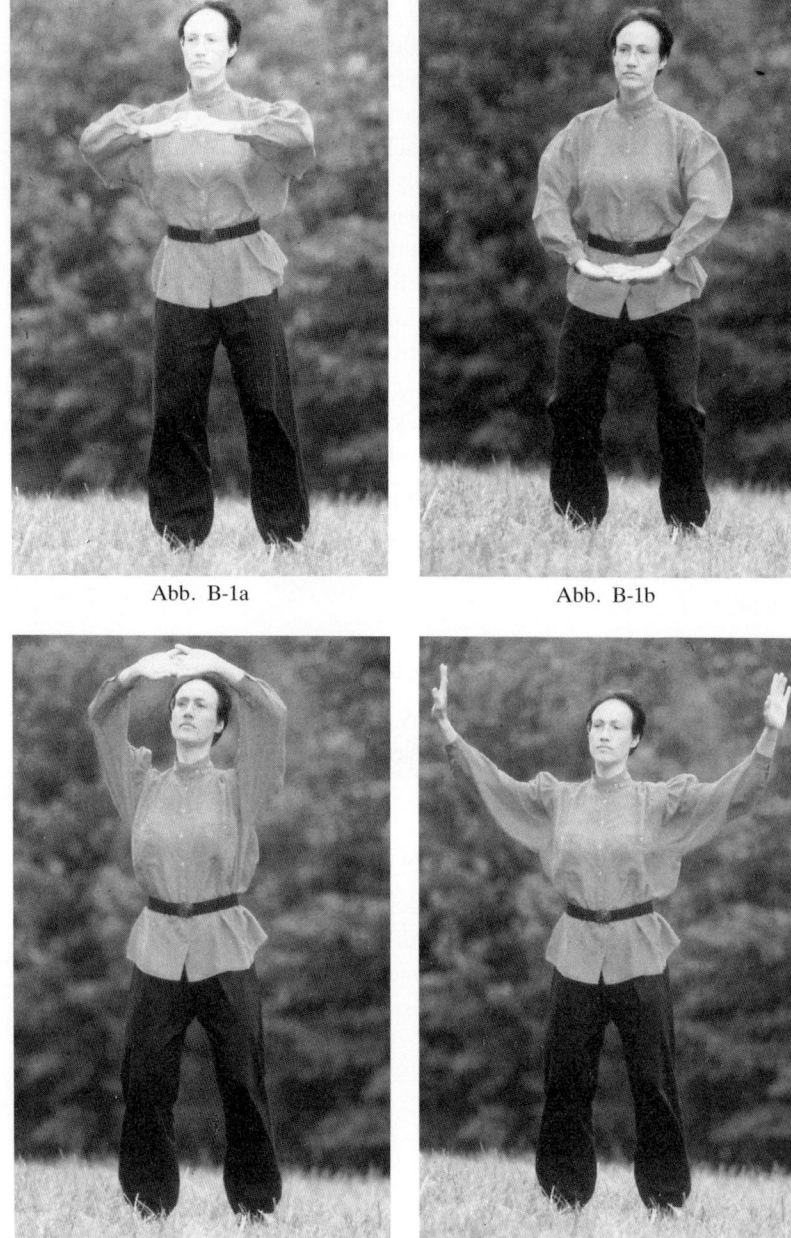

Abb. B-1a

Abb. B-1b

Abb. B-1c

Abb. B-1d

## 1. Brokatübung: Halte das Universum mit beiden Händen und reguliere den Dreifachen Erwärmer

Den „Großen Kreis" schließend werden die Finger vor dem Dantian verschränkt; die Handflächen zeigen dabei nach oben. Dieses ist die Anfangsstellung. Nun werden die Hände *(einatmend)* vor dem Körper bis auf Schulterhöhe[§] angehoben. Gleichzeitig wird die Beugung der Knie etwas verringert. Anschließend werden die Hände um 180° gedreht (Abb. B-1a). *(Ausatmend)* werden sie wieder zum Dantian gesenkt (Abb. B-1b), wobei die Knie etwas stärker gebeugt werden. * Dann werden die Hände *(einatmend)* mit den Handflächen nach außen im Bogen vor dem Körper bis auf Kopfhöhe geführt – wie um das Universum zu halten (Abb. B-1c). Die Knie werden dabei etwas weniger gebeugt; der Blick geht unter den Händen vorbei schräg nach oben. In dieser Stellung wird etwas verharrt. Nun werden die Hände gelöst und die Arme zur Seite geöffnet (Abb. B-1d), bis sie auf Schulterhöhe sind; hierbei wird der rechte Fuß auf der Ferse etwa 30° nach außen gedreht *. Beim seitlichen Senken der Hände wird *(ausatmend)* der linke Fuß so herangezogen, daß die Füße bei geschlossenen Fersen einen Winkel von etwa 60° bilden.

Die Finger werden erneut mit den Handflächen nach oben vor dem Dantian verschränkt, um die Ausgangsstellung für die Übung nach rechts einzunehmen. Die Hände werden *(einatmend)* bis auf Schulterhöhe angehoben, um 180° gedreht, und der rechte Fuß wird schulterbreit nach rechts aufgesetzt. Nun werden die Hände *(ausatmend)* wieder zum Dantian gesenkt, wobei die Knie etwas stärker gebeugt werden. Die Übung wird fortgesetzt wie oben von * bis * beschrieben. Beim seitlichen Senken der Hände wird der rechte Fuß so herangezogen, daß die Füße bei geschlossenen Fersen einen Winkel von etwa 60° bilden.

[§]*Beachte:*
Übende, die zu hohem Blutdruck neigen, sollten die Hände maximal bis zum Brustbein heben und bereits dann nach unten drehen.

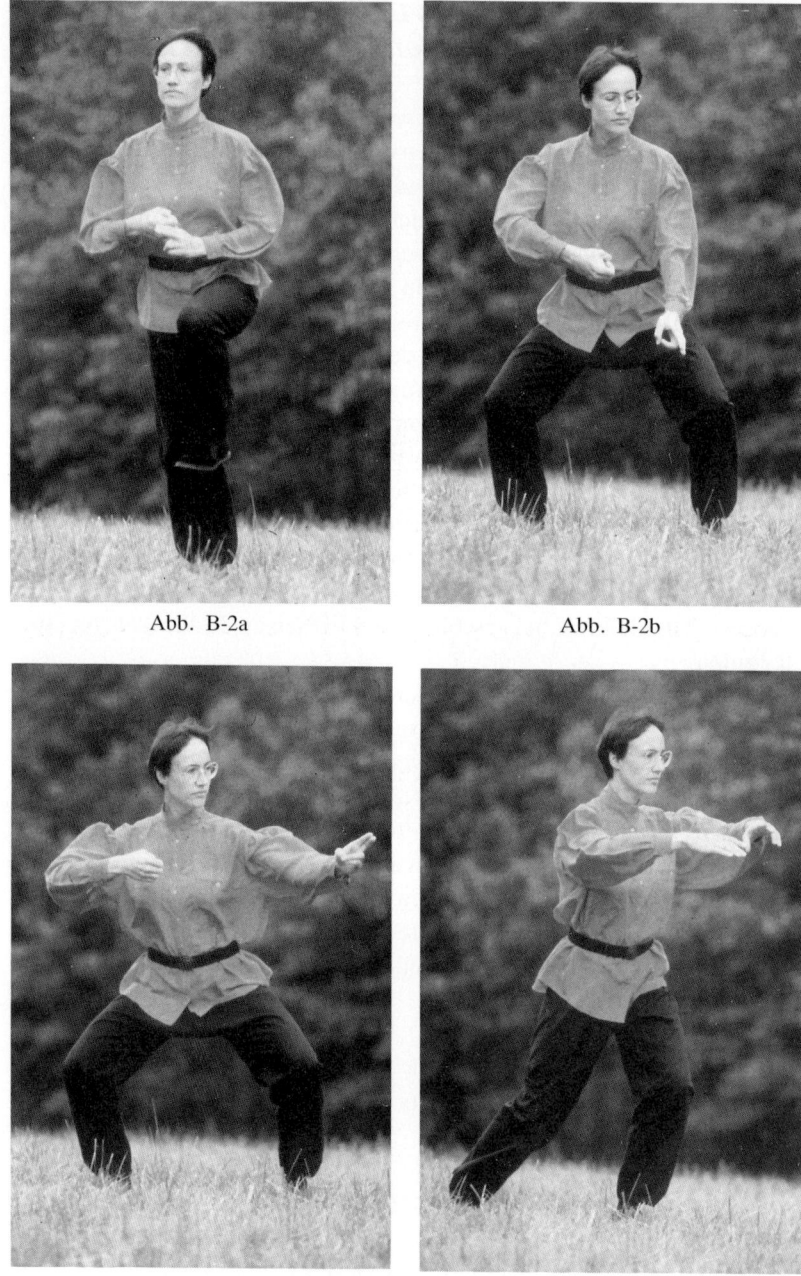

Abb. B-2a

Abb. B-2b

Abb. B-2c

Abb. B-2d

## 2. Brokatübung: Nach links und rechts den Bogen spannen, wie um den Geier zu schießen

\* Die Hände werden vor dem Dantian zu Hohlfäusten geformt, wobei die mittleren Fingerknöchel zueinander und die Handrücken nach vorn zeigen. Die Daumenkuppen liegen auf den Fingernägeln der Mittelfinger. Nun werden Zeige- und Mittelfinger der linken Hand ausgestreckt, und die linke Daumenkuppe liegt nun auf dem linken Ringfingernagel. Der rechte Fuß wird auf der Ferse nach vorn gedreht, (*einatmend*) wird das linke Knie auf Hüfthöhe angehoben und der Reiterschritt (s. Kap. 3.5.2) nach links ausgeführt (Abb. B-2a).

(*Ausatmend*) wird der Stand vertieft und die Hände werden am Dantian vorbei im Bogen aufwärts geführt (Abb. B-2b) – wie um zur linken Seite zielend den Bogen zu spannen und zu heben. Die linke Hand wird dazu über dem linken Knie vorbei bis auf Schulterhöhe geführt; die rechte Hand spannt die Sehne (Abb. B-2c). In der Endposition ist der linke Arm nur leicht gebeugt, der rechte stark abgewinkelt; der Blick folgt der Verlängerung der gestreckten Finger der linken Hand. Die rechte Faust ist vorn über der rechten Brust, der rechte Unterarm ist horizontal; Oberarme und Oberschenkel sind etwa parallel. Diese Position wird einen Moment gehalten.

Zur Auflösung der Stellung werden die Füße auf der Ferse etwa 30° nach links gedreht und das Gewicht auf den linken Fuß verlagert; gleichzeitig werden die Hände geöffnet über dem linken Knie auf Schulterhöhe zusammengeführt (Abb. B-2d). Dann wird (*einatmend*) beim Strecken des linken Beins der rechte Fuß herangezogen, und die Füße bilden bei geschlossenen Fersen einen Winkel von etwa 60°. Gleichzeitig werden die Arme auf Schulterhöhe zur Seite geöffnet. Danach werden sie (*ausatmend*) seitlich gesenkt und die Hände vor das Dantian geführt \*.

Nun wird die Übung nach rechts ausgeführt. In der Beschreibung von \* bis \* gelten dazu links und rechts vertauscht.

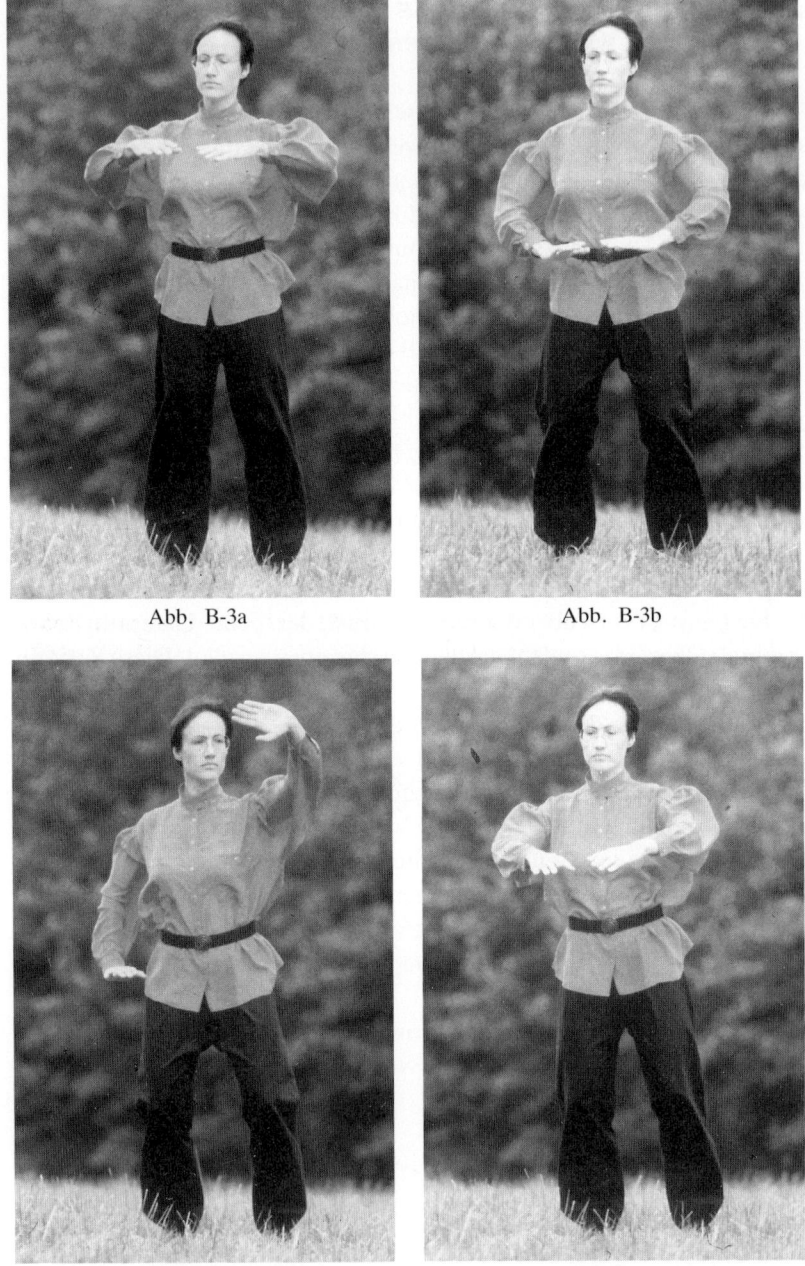

Abb. B-3a

Abb. B-3b

Abb. B-3c

Abb. B-3d

## 3. Brokatübung: Stütze Himmel und Erde, reguliere Milz und Magen

\* Die Hände befinden sich vor dem Dantian mit den Handflächen nach oben und den Fingerspitzen zueinander gerichtet. Nun werden sie (*einatmend*) vor dem Körper bis auf Schulterhöhe angehoben, wobei der rechte Fuß auf der Ferse nach vorn gedreht wird. Die Hände werden um 180° gedreht, und es wird der schulterbreite Stand nach links eingenommen (Abb. B-3a). Beide Hände werden (*ausatmend*) bis zum Bauchnabel gesenkt, wobei die Knie stärker gebeugt werden (Abb. B-3b). Dann wird die rechte Hand neben die rechte Hüfte geführt und drückt mit der Handfläche nach unten auf die Erde, während die linke Hand im Bogen seitlich vor der linken Körperseite nach oben vor den Kopf geführt wird, so daß sie mit der Handfläche nach oben den Himmel stützen kann (Abb. B-3c). Die Beugung der Knie wird dabei etwas verringert. In dieser Stellung wird einen Moment verharrt.

Zur Auflösung der Stellung werden die Hände (*ausatmend*) wieder auf die gleiche Höhe vor der Brust zusammengeführt (Abb. B-3d). Dann werden sie (*einatmend*) bis auf Schulterhöhe zur Seite geöffnet, wobei die Handflächen nach unten zeigen. Gleichzeitig wird der rechte Fuß 30° nach außen gedreht. Die Hände werden (*ausatmend*) seitlich gesenkt, bis sie wieder vor dem Dantian mit den Handflächen nach oben die Ausgangsposition für die Übung nach rechts einnehmen. Währenddessen wird der linke Fuß herangezogen, und die Füße bilden bei geschlossenen Fersen einen Winkel von etwa 60° \*.

Nun wird die Übung nach rechts ausgeführt. In der Beschreibung von \* bis \* gelten dazu links und rechts vertauscht.

*Erläuterungen zur 4. Brokatübung:*

§ Die 5 Übertreibungen sind: zuviel essen (schädigt „Blut"), zuviel schlafen (Qi), zuviel sitzen (Muskeln), zuviel stehen (Knochen) und zuviel gehen (Sehnen).

Die 7 schädigenden Einflüsse sind: Überessen (Milz), Zorn (Leber), zuviel heben (Niere), Kaltes trinken (Lunge), zuviel denken (Herz), Angst (Willen) und Witterungseinflüsse (Körper)[78].

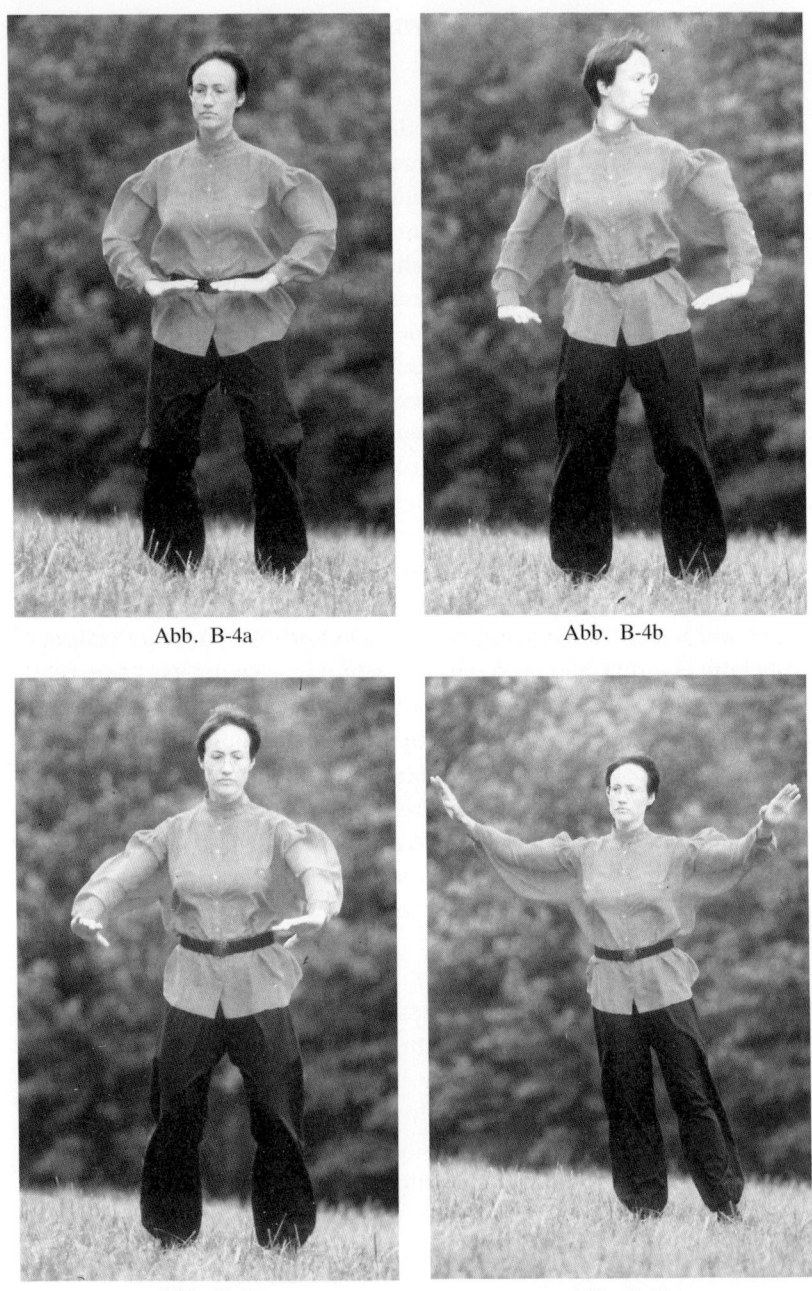

Abb. B-4a

Abb. B-4b

Abb. B-4c

Abb. B-4d

## 4. Brokatübung: Blicke zurück auf die fünf Übertreibungen und die sieben schädigenden Einflüsse[§] (s. Vorseite)

\* Die Hände befinden sich vor dem Dantian mit den Handflächen nach oben und den Fingerspitzen zueinander gerichtet. Nun werden sie (*einatmend*) vor dem Körper bis auf Schulterhöhe angehoben, wobei der rechte Fuß auf der Ferse nach vorn gedreht wird. Die Hände werden um 180° gedreht, und es wird der schulterbreite Stand nach links eingenommen. Beide Hände werden (*ausatmend*) bis zum Bauchnabel gesenkt, wobei die Knie stärker gebeugt werden (Abb. B-4a). Dann wird der Kopf zur linken Seite gedreht, bis man über die Schulter blickt, während die Hände neben die Hüften wandern und mit den Handflächen nach unten drücken. Hierbei wird die Beugung der Knie etwas verringert (Abb. B-4b). In dieser Stellung wird einen Moment verharrt.

Zur Auflösung der Stellung wird (*ausatmend*) der Kopf zurück zur Körpermitte gedreht, wobei die Hände wieder auf die gleiche Höhe vor der Brust zusammengeführt werden (Abb. B-4c). Nun werden sie (*einatmend*) bis auf Schulterhöhe zur Seite geöffnet, und gleichzeitig wird der rechte Fuß 30° nach außen gedreht. Die Hände werden (*ausatmend*) seitlich gesenkt (Abb. B-4d), bis sie wieder vor dem Dantian mit den Handflächen nach oben die Ausgangsposition für die Übung nach rechts einnehmen. Währenddessen wird der linke Fuß herangezogen, und die Füße bilden bei geschlossenen Fersen einen Winkel von etwa 60° \*.

Nun wird die Übung nach rechts ausgeführt. In der Beschreibung von \* bis \* gelten dazu links und rechts vertauscht.

*Erweiterung der Übung:*

Während der Kopf nach links gedreht wird, kann die Vorstellungskraft das Qi vom hinteren Dantian die rechte Beinhinterseite hinab bis unter die Fußsohle zum Reizpunkt Yongquan (N1) leiten. Beim Zurückdrehen des Kopfes zur Mitte wird das Qi die rechte innere Beinvorderseite hinauf und zurück zum Dantian geleitet. Bei der Drehung des Kopfes nach rechts bewegt die Vorstellungskraft das Qi im linken Bein. Später kann das Qi auch vom Dantian über den Kopf und die rechte Rückenpartie zur Fußsohle geleitet werden.

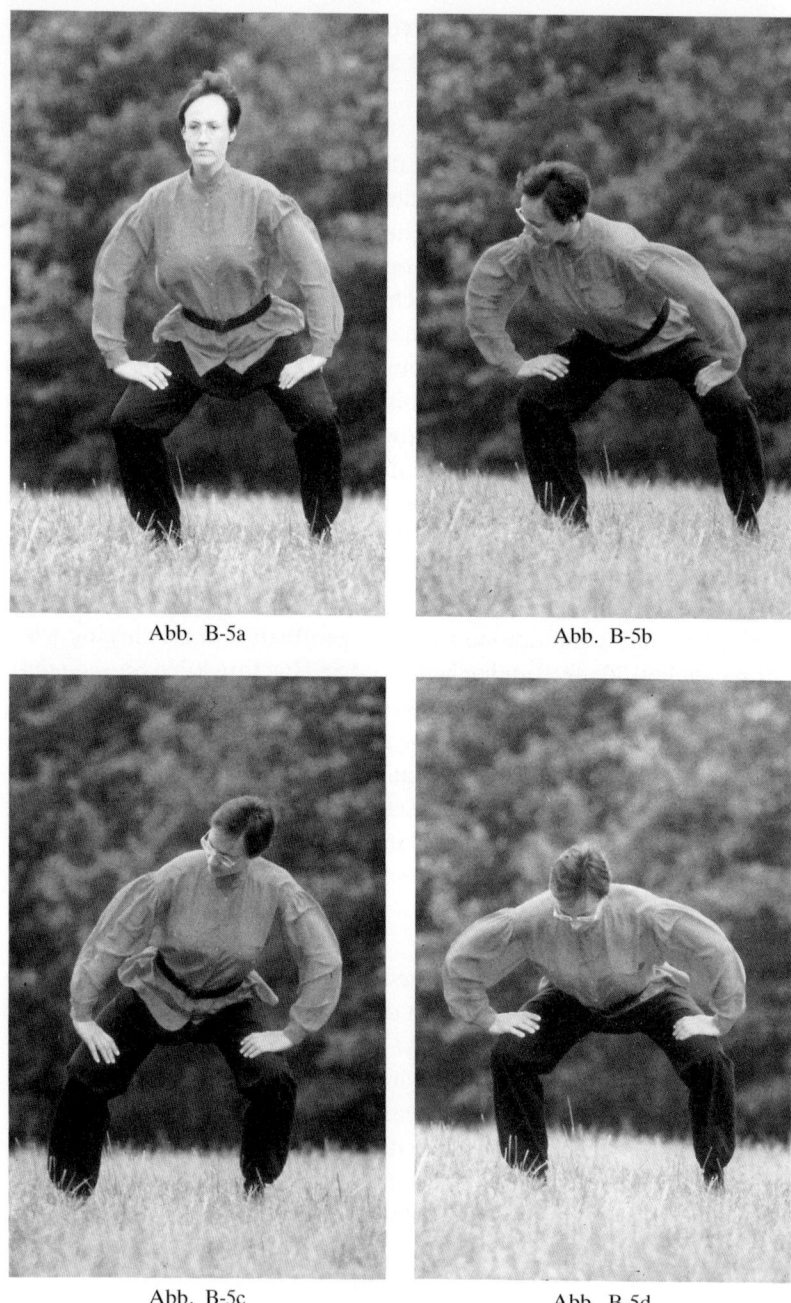

Abb. B-5a

Abb. B-5b

Abb. B-5c

Abb. B-5d

## 5. Brokatübung: Wende Kopf und Hinterteil, vertreibe das Herzfeuer

\* Die Hände befinden sich vor dem Dantian mit den Handflächen nach oben und den Fingerspitzen zueinander gerichtet. Nun werden sie (einatmend) vor dem Körper bis auf Schulterhöhe angehoben, wobei der rechte Fuß auf der Ferse nach vorn gedreht wird. Die Hände werden um 180° gedreht, und es wird der *über*schulterbreite Stand nach links eingenommen. Beide Hände werden (*ausatmend*) bis auf die Oberschenkel gesenkt, wobei die Finger zur Innenseite und die Daumen zur Außenseite zeigen; der Stand wird vertieft (Abb. B-5a). Dann wird der Oberkörper nach vorn über das rechte Knie geneigt (Abb. B-5b) und (*einatmend*) mit dem Hinterkopf voran im Bogen bis über das linke Knie bewegt; dabei wird der größere Teil des Körpergewichtes auf den linken Fuß verlagert. Der linke Ellenbogen ist stärker gebeugt als der rechte, und der Blick ist vor den rechten Fuß gerichtet (Abb. B-5c). In dieser Position wird einen Moment verharrt. Dann bewegt sich der Oberkörper (*ausatmend*) in der gleichen Neigung zurück vor die Körpermitte. Der Blick wandert zwischen die Füße (Abb. B-5d).

Nun wird die Stellung aufgelöst, indem der rechte Fuß auf der Ferse etwa 30° nach außen gedreht wird, (*einatmend*) das Gewicht auf den rechten Fuß verlagert wird und beide Hände über dem rechten Knie vor dem Körper zusammengeführt und dann auf Schulterhöhe zur Seite geöffnet werden. Die Hände werden (*ausatmend*) seitlich gesenkt, bis sie wieder vor dem Dantian mit den Handflächen nach oben die Ausgangsposition für die Übung nach rechts einnehmen. Währenddessen wird der linke Fuß herangezogen, und die Füße bilden bei geschlossenen Fersen einen Winkel von etwa 60° \*.

Nun wird die Übung nach rechts ausgeführt. In der Beschreibung von \* bis \* gelten dazu links und rechts vertauscht

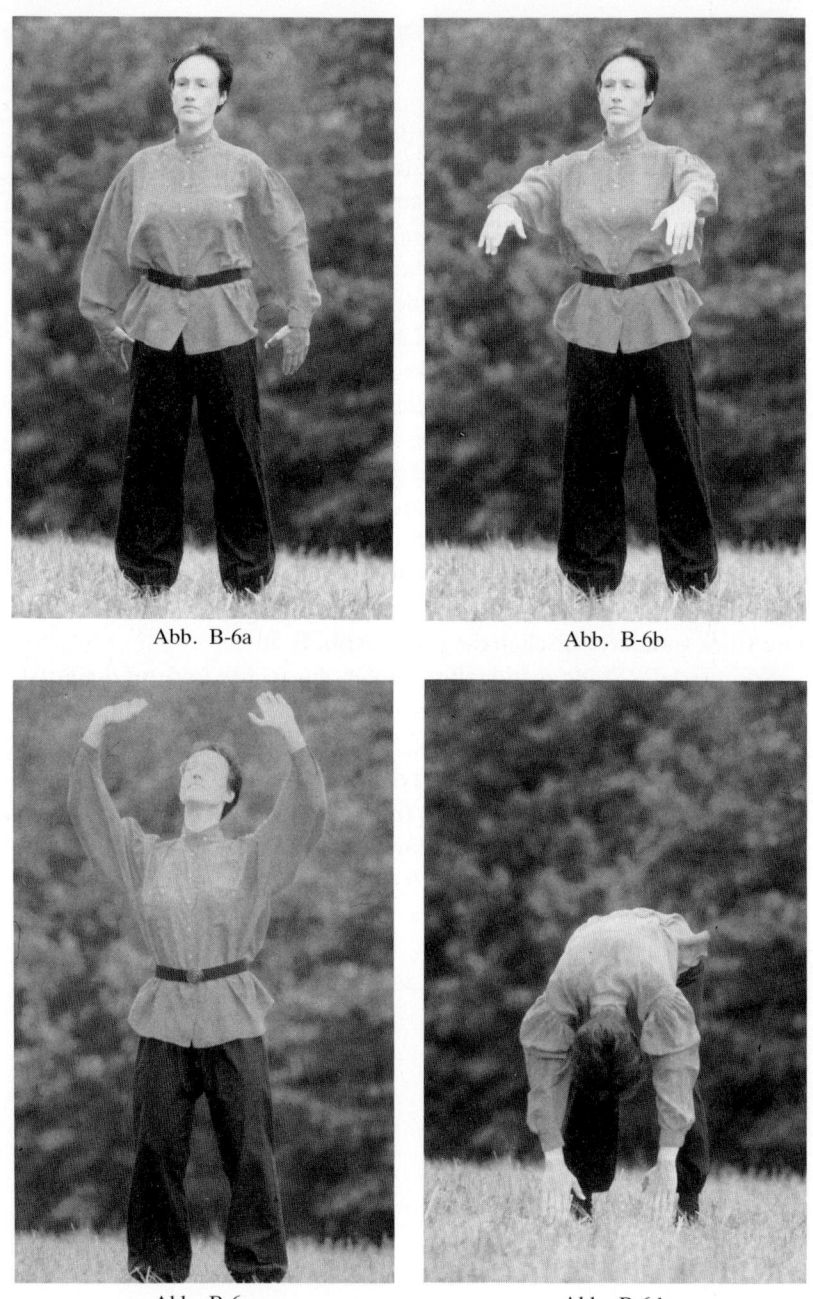

Abb. B-6a

Abb. B-6b

Abb. B-6c

Abb. B-6d

## 6. Brokatübung: Mit beiden Händen die Füße fassen und die Hüften stärken

\* Die Hände befinden sich vor dem Dantian mit den Handflächen nach oben und den Fingerspitzen zueinander gerichtet. Nun werden sie (*einatmend*) vor dem Körper bis auf Schulterhöhe angehoben, wobei der rechte Fuß auf der Ferse nach vorn gedreht wird. Die Hände werden um 180° gedreht, und es wird der schulterbreite Stand nach links eingenommen. Beide Hände werden (*ausatmend*) bis zum Bauchnabel gesenkt, wobei die Knie stärker gebeugt werden. Beide Hände werden nun (*einatmend*) langsam neben den Körper geführt, bis die Fingerspitzen nach unten und etwas nach hinten zeigen (Abb. B-6a) und (*ausatmend*) langsam wieder nach vorn geführt – als bewegten sie sich durchs Wasser. Dann werden die Hände (*einatmend*) im Bogen vor dem Körper (Abb. B-6b) bis über den Kopf gehoben, so daß sie mit den Handflächen nach oben den Himmel stützen können. Hierbei wird die Beugung der Knie etwas verringert (Abb. B-6c). In dieser Stellung wird einen Moment verharrt. Mit geradem Rücken werden Oberkörper und Arme (*ausatmend*) nach vorn geneigt, wobei die Handflächen nach vorn zeigen, bis die Hände die Füße umfassen bzw. sich vor den Füßen befinden (Abb. B-6d); nun ist der Rücken ganz rund. Auch in dieser Stellung wird einen Moment verharrt.

Zur Auflösung der Stellung wird der Rücken (*einatmend*) bei gebeugten Knien Wirbel für Wirbel aufgerichtet, die Hände werden vor der Brust zusammengeführt und dann bis auf Schulterhöhe zur Seite geöffnet. Gleichzeitig wird der rechte Fuß 30° nach außen gedreht. Die Hände werden (*ausatmend*) seitlich gesenkt, bis sie wieder vor dem Dantian mit den Handflächen nach oben die Ausgangsposition für die Übung nach rechts einnehmen. Währenddessen wird der linke Fuß herangezogen, und die Füße bilden bei geschlossenen Fersen einen Winkel von etwa 60° \*.

Nun wird die Übung nach rechts ausgeführt. In der Beschreibung von \* bis \* gelten dazu links und rechts vertauscht.

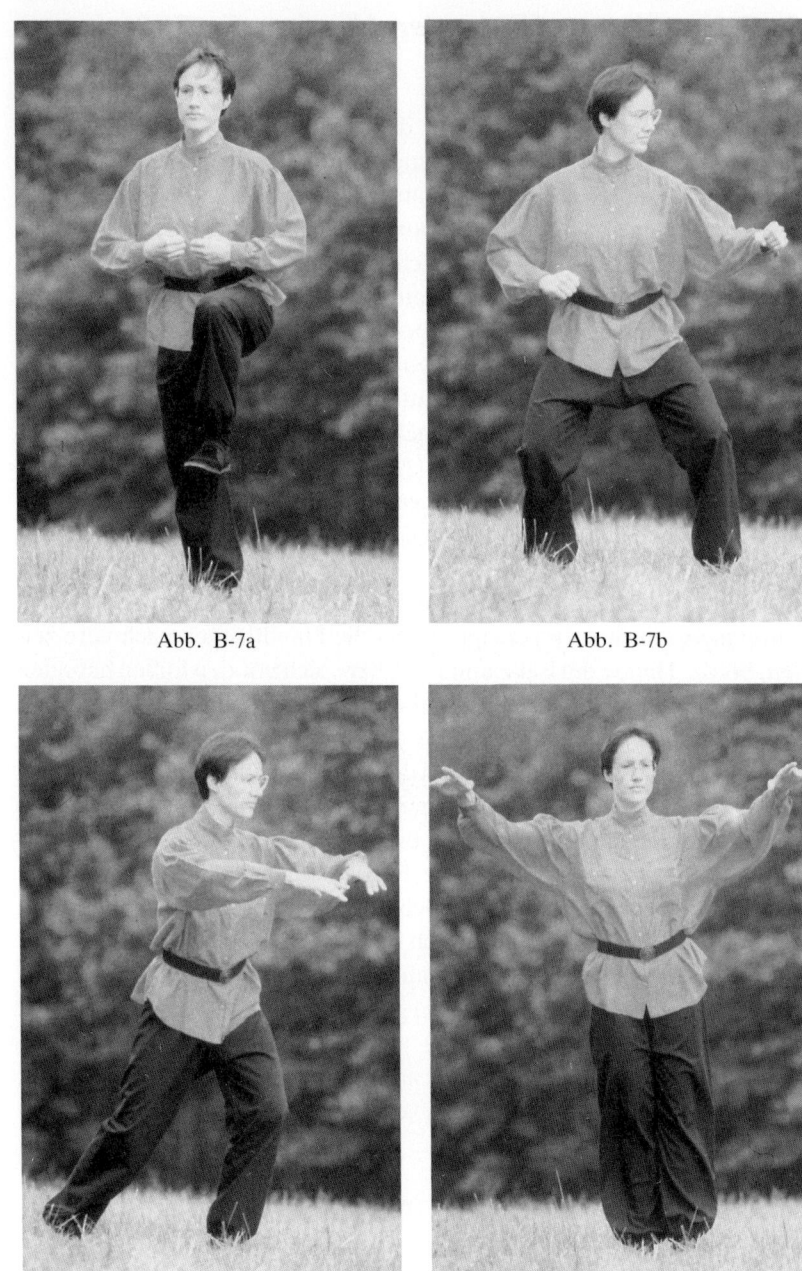

Abb. B-7a

Abb. B-7b

Abb. B-7c

Abb. B-7d

## 7. Brokatübung: Mit ausgestreckten Fäusten die Kraft vermehren

\* Die Hände werden vor dem Dantian zu Hohlfäusten geformt, wobei die mittleren Fingerknöchel zueinander und die Handrücken nach vorn zeigen. Die Daumenkuppen liegen auf den Fingernägeln der Mittelfinger. Der rechte Fuß wird auf der Ferse nach vorn gedreht und (*einatmend*) der Reiterschritt (s. Kap. 3.5.2) nach links ausgeführt (Abb. B-7a). Der Stand wird vertieft, (*ausatmend*) werden die Fäuste vor dem Dantian vorbei zu beiden Seiten im Bogen aufwärts geführt, wie um zur linken Seite eine Drohgebärde auszuführen (Abb. B-7b). In der Endposition wird die linke Faust über dem linken Knie gehalten, der linke Arm befindet sich etwas gebeugt auf Brusthöhe. Der rechte Arm ist stark gebeugt, der Handrücken zeigt nach vorn. Der Blick folgt der Verlängerung der linken Faust, linker Oberarm und linker Oberschenkel sind etwa parallel. Die rechte Faust befindet sich unterhalb der rechten Brust, der rechte Ellenbogen etwa über dem rechten Knie. Diese Position wird einen Moment gehalten[§].

Zur Auflösung der Stellung werden die Füße auf der Ferse etwa 30° nach links gedreht und das Gewicht auf den linken Fuß verlagert. Gleichzeitig werden die Hände geöffnet und über dem linken Knie auf Schulterhöhe zusammengeführt (Abb. B-7c). Dann wird (*einatmend*) beim Strecken des linken Beins der rechte Fuß herangezogen, und die Füße bilden bei geschlossenen Fersen einen Winkel von etwa 60°. Gleichzeitig werden die Arme auf Schulterhöhe zur Seite geöffnet. Danach werden sie (*ausatmend*) seitlich gesenkt (Abb. B-7d) und die Hände vor das Dantian geführt \*.

Nun wird die Übung nach rechts ausgeführt. In der Beschreibung von \* bis \* gelten dazu links und rechts vertauscht.

§ Für die Endposition kann auch eine geschlossene Haltung gewählt werden, in der die Hände nur 3 Faustbreiten voneinander entfernt sind.

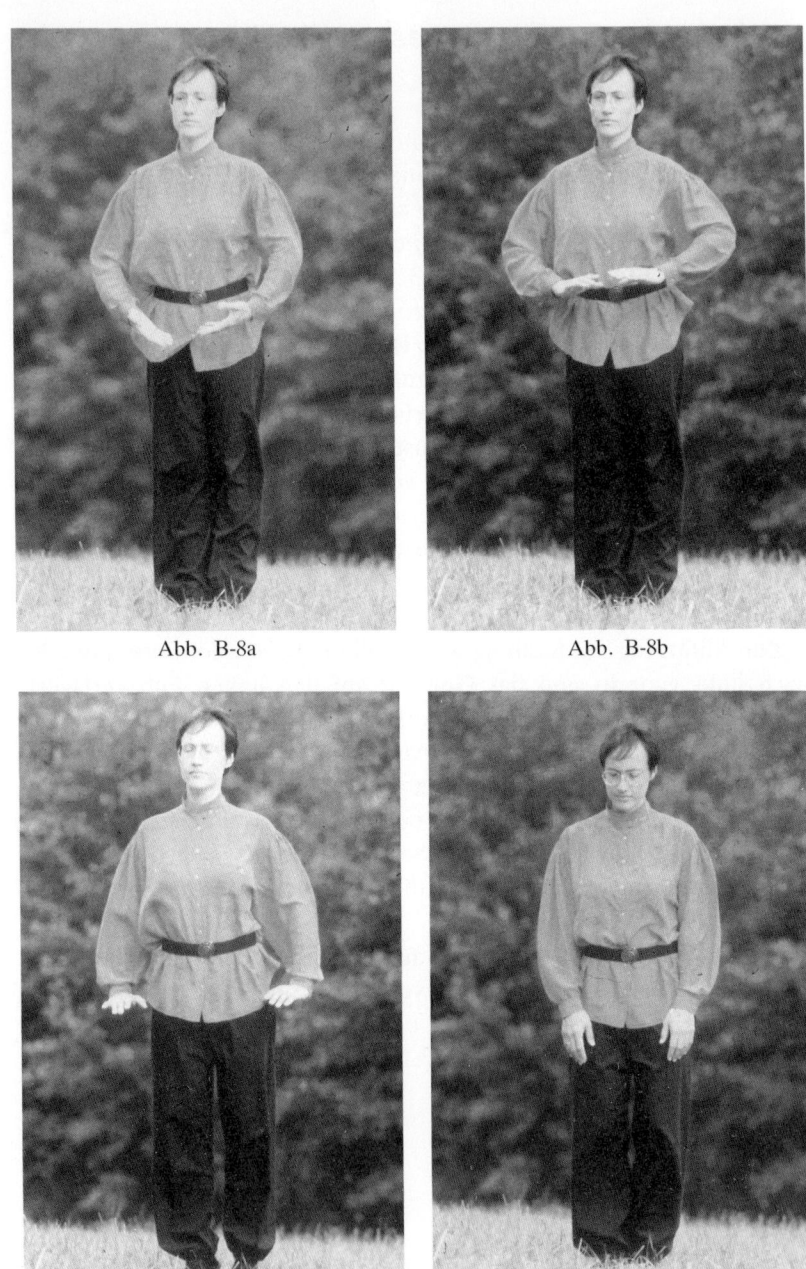

Abb. B-8a

Abb. B-8b

Abb. B-8c

Abb. B-8d

## 8. Brokatübung: Auf die Fersen fallenlassen vertreibt alle Krankheiten

Die Hände befinden sich vor dem Dantian mit den Handflächen nach oben und den Fingerspitzen zueinander gerichtet (Abb. B-8a). Nun werden sie (*einatmend*) vor dem Körper bis auf Schulterhöhe angehoben und um 180° gedreht. Beide Hände werden (*ausatmend*) bis zum Bauchnabel gesenkt (Abb. B-8b). Dann werden sie (*einatmend*) neben die Hüften mit den Handflächen nach unten gedrückt. Gleichzeitig werden die Fersen vom Boden abgehoben (Abb. B-8c). In dieser Stellung wird einen Moment verharrt. (*Ausatmend*) läßt man sich sanft auf die Fersen fallen (Abb. B-8d).

Zur Auflösung der Stellung werden die Hände (*einatmend*) vor der Brust zusammengeführt und dann bis auf Schulterhöhe zur Seite geöffnet. Dann werden sie (*ausatmend*) seitlich gesenkt, bis sie wieder vor dem Dantian mit den Handflächen nach oben die Ausgangsposition für die Wiederholung der Übung einnehmen.

Die **Abschlußübungen** werden wie bei der vorigen Übungsfolge ausgeführt (s. Kap. 3.5.2).

*1. Abschlußübung: Reibe die Shenshu*
Mit den Fingern längs der Wirbelsäule abwärts streichen.

*2. Abschlußübung: Schließe den Daimai*
Den Gürtelmeridian entlang streichen.

*3. Abschlußübung: Reibe das Dantian*
Das Dantian zuerst entgegen dem Uhrzeigersinn und dann im Uhrzeigersinn reiben.

*4. Abschlußübung: Wasche den Laogong*
Auf Brusthöhe die Reizpunkte Laogong (P8) in den Handflächen waschen und das Gesicht mit Qi waschen.

*5. Abschlußübung: Abschlußkreis – Führe das Qi zum Ursprung zurück.*
Anschließend kurz die Fäuste ballen, um ins Tagesbewußtsein zurückzukehren.

Zur Ausführung der Brokatübungen mit Kraftaufwendung eignen sich die Positionen B-1c, B-2c, B-3c, B-4b, B-5c, B-6c, B-7b, B-8c.

### 3.5.4. Qigong der Purpurnen Wolke (Zǐ Yún Qìgōng)

Diese Stilrichtung zeichnet sich dadurch aus, daß sie daoistische und buddhistische Elemente verbindet. Bereits ihr Name drückt die allgegenwärtige Gegensätzlichkeit aus: die „Wolke", die wir von Ferne beobachten, steht als Symbol für das „Sein"; befinden wir uns aber *in* der Wolke, können wir sie nicht sehen und sie steht für das „Nichtsein". „Purpurfarben" ist die Grenzlinie zwischen Yin und Yang im Taijitu (s. Abb. 1, S. 20), die den fließenden Übergang der Gegensätze darstellt.

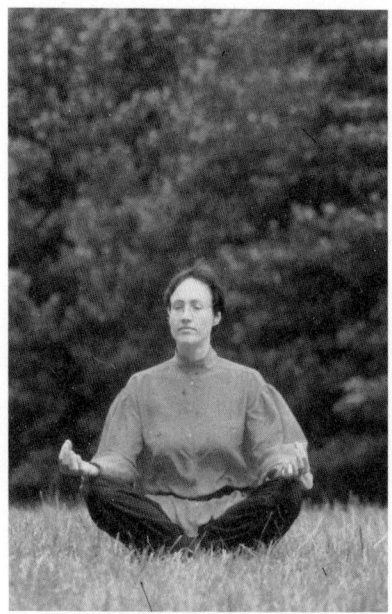
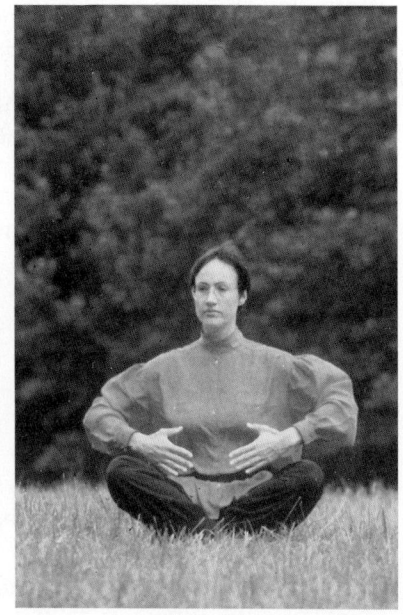

Abb. W-1                                    Abb. W-2

TEIL A: ÜBUNGEN ZUM LEITEN DES QI

Die Übungen 1 bis 4 von Teil A werden mit geradem Rücken im Sitzen ausgeführt, am besten auf einem Stuhl ohne Lehne.

## 1. Übung: Das Lotosrad drehen

Die Arme werden im Ellenbogengelenk abgewinkelt und die Handflächen wie Lotosblumen nach oben geöffnet (die Lotosblume dient als Buddhasymbol). Die rechte Daumenkuppe reibt mit sanftem Druck im Uhrzeigersinn nacheinander je 100 mal über die Kuppe des Zeigefingers (Abb. W-1), des Mittelfingers, des Ringfingers und des kleinen Fingers der rechten Hand. Gleichzeitig reibt die linke Daumenkuppe entgegen dem Uhrzeigersinn die Kuppe des entsprechenden Fingers der linken Hand.

Während der Übung sind die Augen entweder nur leicht geöffnet und sehen unbeteiligt geradeaus oder sie sind geschlossen; der Geist ist leer und nimmt nur die kreisenden Bewegungen wahr. Dadurch wird die Konzentrationsfähigkeit gesteigert sowie die Fähigkeit, mehr Qi zu erzeugen bzw. zur Verfügung zu haben.

Diese Übung unterstützt die Versorgung der inneren Organe mit Qi und die Harmonisierung der Funktionskreise über die 12 Hauptmeridiane. Das Reiben der Fingerspitzen bewirkt eine innere Massage.

## 2. Übung: Öffnen und Schließen des Lotos
### (Atemregulation)

Die Hände befinden sich mit den Handflächen zum Körper zeigend vor dem Bauch. Dabei bilden Daumen und Zeigefinger ein Dreieck um den Bauchnabel, die Schultern sind locker und die Ellenbogen seitlich abgespreizt (Abb. W-2). Beim Einatmen durch die Nase werden die Finger horizontal eine Handlänge auseinander bewegt; dabei heben sich Brustkorb und Ellenbogen an. Beim Ausatmen durch den Mund schließt sich das Dreieck wieder vor dem Bauch, wobei sich Brustkorb

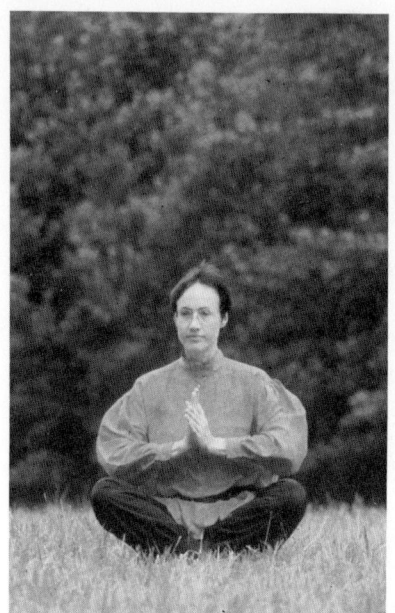

Abb. W-3

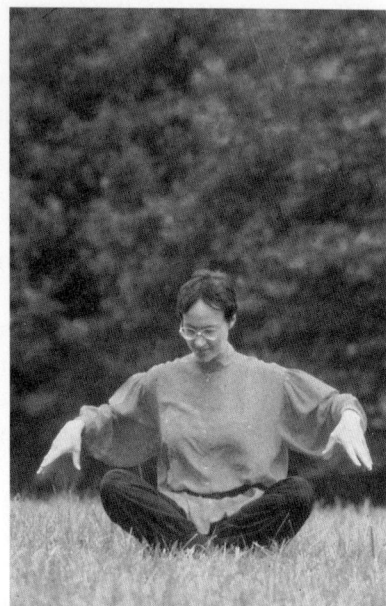

Abb. W-4

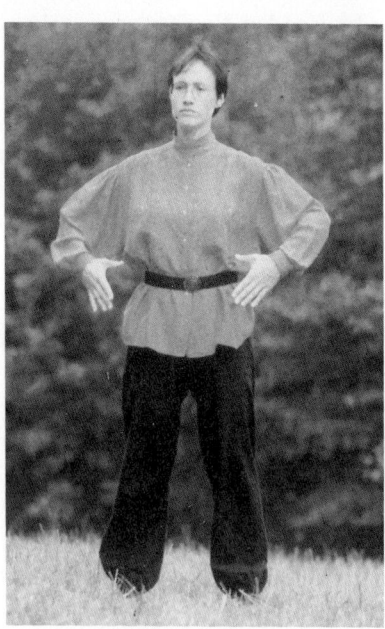

Abb. W-5

und Ellenbogen senken. Die Übung wird 3–6 mal wiederholt. Der Atem ist deutlich hörbar. Diese Übung beruhigt das Qi.

### 3. Übung: Chakras drehen

Die Hände werden so zusammengelegt, daß sich die gesamten Handflächen berühren; die Hände bilden mit den Unterarmen einen rechten Winkel, die Fingerspitzen zeigen nach vorne und die Handwurzeln befinden sich vor dem Brustbein. Die Handwurzeln dienen nun als Rotationsachse, wenn die Fingerspitzen in entgegengesetzte Richtungen schnell auseinander und aneinander vorbei gebürstet werden (Abb. W-3), wobei der rechte Winkel zwischen Händen und Unterarmen erhalten bleiben soll. Etwa 50–100 mal hin- und herbürsten. Es folgt die 2. Übung zur Atemregulation.

Diese Übung stärkt alle Meridiane, so daß alle Chakras von unten nach oben von einer starken Energie durchströmt werden. Dadurch kann „schlechtes Qi" entweichen und die schädigenden Elemente im Körper werden reduziert.

### 4. Übung: Hände ausschütteln

Die Hände werden auf Schulterhöhe etwa 30 mal nach außen und danach auf Bauchhöhe ebenfalls 30 mal nach unten ausgeschüttelt (Abb. W-4). Zum Schluß werden die Hände 40 mal abwechselnd nach oben und nach unten ausgeschüttelt. Es folgt die 2. Übung.

Die Übung bewirkt einen Ausgleich des fluktuierenden Qi, das durch die Lotos- und Chakra-Übungen (Üb. 1 und 3) angeregt wurde; außerdem reduziert sie Schmerzen, indem sie „schlechtes Qi" vertreibt.

### 5. Übung: Öffnen und Schließen des Lotos im Stehen

Diese Übung wird genau wie die 2. Übung, jedoch im überschulterbreiten Stand ausgeführt (Abb. W-5). Es folgen zwei Atemzüge, bei denen während des Ausatmens die Hände waagerecht vor die Leistenbeuge gedrückt werden, wobei die Handflächen nach unten weisen. Die Übung dient der Regulation und der Sammlung des Qi; sie folgt jeder Übung von Teil B.

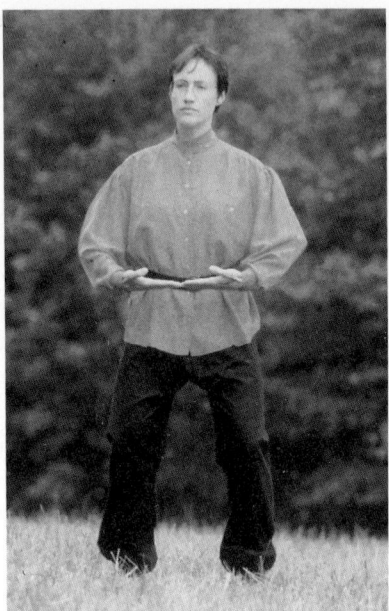

Abb. W-6a

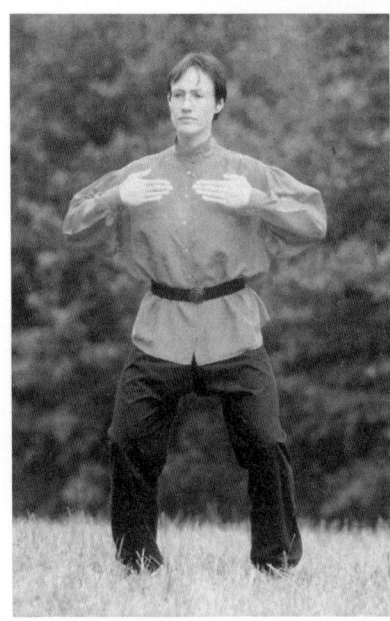

Abb. W-6b

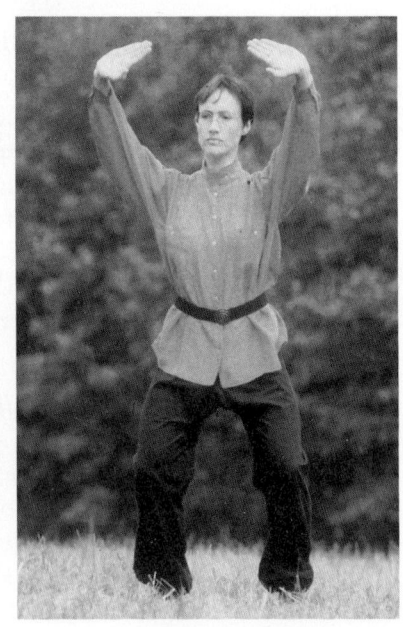

Abb. W-6c

TEIL B: ÜBUNGEN ZUM LENKEN UND LEITEN DES QI

Die Übungen von Teil B werden im *über*schulterbreiten Stand je 2 mal ausgeführt. Die Füße stehen parallel, die Knie befinden sich über den Zehen.

Bei allen Übungen dieses Teils wird vor dem Einatmen die Bauch- und die Beckenbodenmuskulatur angespannt und während des gesamten Einatmens so gehalten. Das Einatmen erfolgt hörbar durch die Nase, das Ausatmen hörbar durch den Mund, wobei die Lippen nur leicht geöffnet sind – wie um eine Kerze auszublasen.

## 6. Übung: Himmel und Erde verbinden

Anschließend an die 5. Übung folgt ein erneutes kraftvolles Abwärtsdrücken der Hände vor die Leiste; hier jedoch beim Einatmen und mit den Handflächen nach oben; ausatmend lösen. – Die 6. Übung ist in 6 Stufen unterteilt, die den 6 oberen Chakras entsprechen; auf jeder Stufe wird nur zu einem Teil des Atemvolumens eingeatmet. Begonnen wird damit, die Hände mit den Handflächen nach oben und den Fingerspitzen zueinander gerichtet beim ersten Teil des Einatmens schnell vor den Unterbauch (Reizpunkt Guanyuan (Ren 4)) zu bringen – etwas tiefer als in Abb. W-6a – und beim zweiten Teil des Einatmens vor die Magengegend (Reizpunkt Zhongwan (Ren 12)). Danach werden die Hände mit den Handflächen zum Körper zeigend vor die Herzgegend (Reizpunkt Tanzhong (Ren 17)) gebracht – etwas tiefer als in Abb. W-6b; anschließend mit den Handflächen nach außen zeigend vor den Bereich zwischen Nase und Oberlippe (Reizpunkt Renzhong (Du 26)), dann auf Stirnhöhe (Extra-Reizpunkt Yintang) und mit dem letzten Teil des Einatmens werden die Arme mit den Handflächen zum Himmel zeigend nach oben ausgestreckt, wobei die Hände schulterbreit voneinander entfernt sind (Abb. W-6c). Bauch und Beckenboden werden nachgespannt und der Atem für einige Sekunden angehalten. Beim langsamen Ausatmen werden Hände, Bauch und Beckenboden gelockert und die Arme vor dem Körper gesenkt bis die Handflächen auf Höhe der Leistenbeuge nach unten zeigen. Es folgt die 5. Übung zur Atemregulation.

Diese Übung wirkt auf die Meridiane von Milz, Magen, Herz, Dünndarm und Leber. Sie ist die wichtigste Übung dieses Teils.

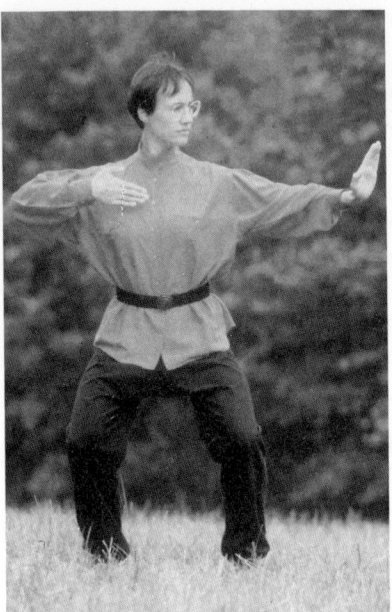

Abb. W-7

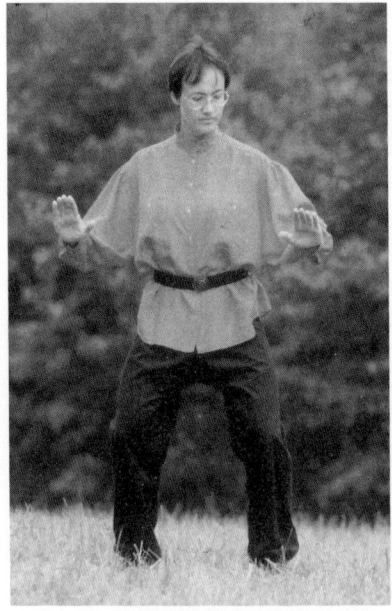

Abb. W-8a

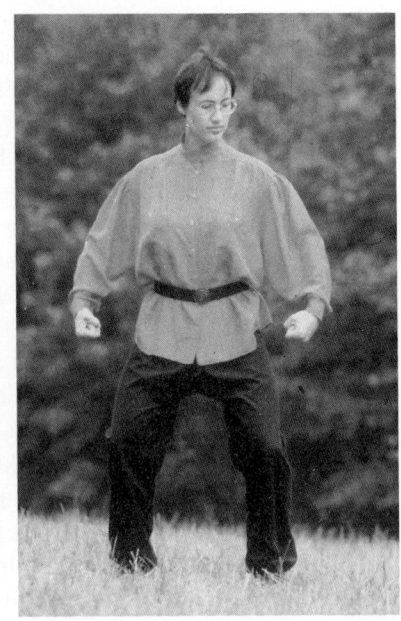

Abb. W-8b

## 7. Übung: Mit Pfeil und Bogen schießen

* Die Hände werden mit den Handflächen zum Körper zeigend vor die Brust gehoben, wobei die Unterarme etwa waagerecht sind. Danach wird erst der rechte Ellenbogen zur Seite gestreckt und dann der linke. Nun wird die linke Hand im Handgelenk mit der Handfläche nach vorne gedreht und beim letzten Teil des Einatmens mit der Handfläche nach außen langsam nach links gestreckt – wie um mit Pfeil und Bogen zu schießen (Abb. W-7); dabei folgt der Blick den Fingern der linken Hand, die Handfläche ist 90° abgewinkelt und der linke Arm ist gestreckt. Der Atem wird bei angespannter Muskulatur einige Sekunden angehalten. Beim Ausatmen bewegt sich die linke Hand wieder vor die Brust und die Arme werden vor die Leistenbeuge gesenkt. Es folgt die 5. Übung zur Atemregulation *. Dann wird die Übung nach rechts ausgeführt; in der Beschreibung von * bis * gelten dazu links und rechts vertauscht.

Diese Übung wirkt auf die Meridiane von Herz und Lunge sowie auf die Sondermeridiane.

## 8. Übung: Die Botschaft aufnehmen

* Die Hände werden einatmend im seitlichen Bogen mit den Handflächen nach vorn vor die Schultern gehoben; die Ellenbogen liegen nahe am Körper. Ausatmend werden langsam die Hände nach vorn gesenkt; dabei blickt man wie aus großer Höhe auf die Erde (Abb. W-8a). Dann werden die Fäuste über den Oberschenkeln geballt, Bauch und Beckenboden nachgespannt (Abb. W-8b). Es wird eingeatmet, während die Fäuste kraftvoll vor die Brust und wieder nach unten geführt werden, wobei der Blick der linken Faust folgt. – Das Qi, das beim ersten Senken der Arme herausgeleitet wurde, wird so mit der Einatmung durch die linke Fußsohle wieder zum Dantian heraufgezogen. Nun wird der Atem kurz angehalten. Beim Ausatmen wird der Kopf zur Mitte zurückgedreht, die Fäuste werden gelockert und dann die Hände mit den Handflächen nach unten vor die Leistenbeuge geführt. Es folgt die 5. Übung zur Atemregulation *. Nun wird die Übung nach rechts ausgeführt. In der Beschreibung von * bis * gelten dazu links und rechts vertauscht.

Diese Übung wirkt auf die Meridiane von Niere, Milz und Herz.

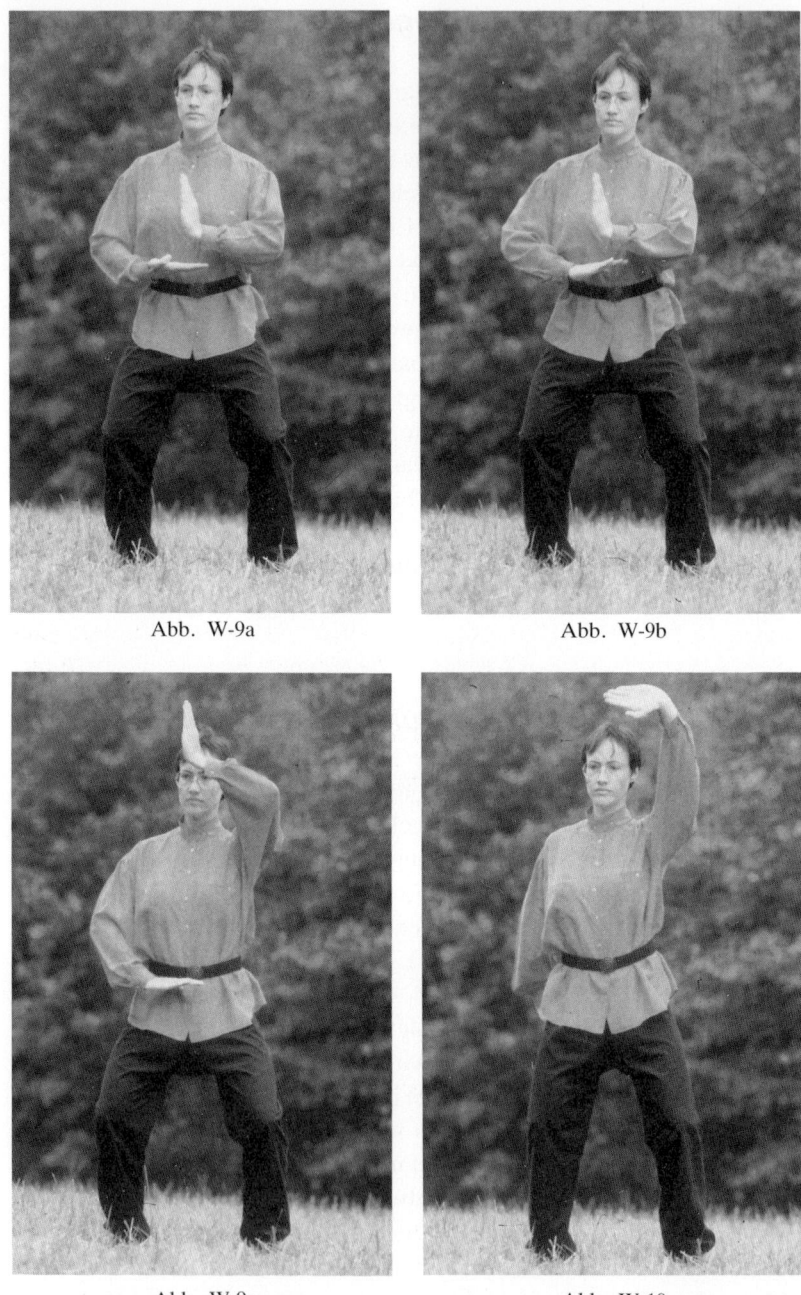

Abb. W-9a

Abb. W-9b

Abb. W-9c

Abb. W-10

## 9. Übung: Der Schnitt des Bodhisattwa

Auch diese Übung wird in mehreren Stufen ausgeführt. * Die Hände werden von der Seite aus in die Anfangsposition geführt, bei der sich die linke Hand mit der Handfläche nach rechts und den Fingerspitzen nach oben zeigend senkrecht vor dem Bauch befindet; die rechte Hand liegt mit der Handfläche nach oben unter der linken Handwurzel (Höhe von Zhongwan) (Abb. W-9a), die Unterarme sind waagerecht. Beim ersten Teil des Einatmens wird die rechte Handfläche nach unten gedreht (Abb. W-9b). Dann werden vor der Körpermittellinie schrittweise die rechte Hand nach unten und gleichzeitig die linke Hand nach oben bewegt – wie um den Durchmesser eines Kreises aufzuspannen (1. Schritt: linke Handwurzel auf Höhe Tanzhong und rechte Handfläche auf Nabelhöhe; 2. Schritt: linke Handwurzel auf Renzhong und rechte Hand auf Guanyuan). Von dort werden die Hände mit Kraftaufwand langsam noch einige cm auseinander geschoben bis die linke Handwurzel auf Höhe Yintang und die rechte Handfläche auf Höhe des Schambeins ist (Abb. W-9c). In der Endposition werden Bauch und Beckenboden erneut nachgespannt. Beim Ausatmen werden die Hände langsam auf Bauchhöhe genähert und vor die Leiste gesenkt. Es folgt die 5. Übung zur Atemregulation *. Für die Übung zur rechten Seite gelten in der Beschreibung von * bis * links und rechts vertauscht.

Die Übungen 9 und 10 kräftigen alle Funktionskreise und Chakras. Sie helfen beim „Loslassen" und Überwinden emotionaler Fesseln.


## 10. Übung: Eine Säule trägt den Himmel

* Die Übung wird anfangs wie die 9. Übung ausgeführt, jedoch mit schnellem Übergang vom 2. zum 3. Schritt. Außerdem wird sie noch um eine Stufe erweitert. Der linke Arm wird (im 4. Schritt) ganz nach vorn oben gestreckt und die linke Handfläche zeigt zum Himmel, während der rechte Arm ganz nach hinten unten gestreckt ist und die rechte Handfläche zur Erde zeigt (Abb. W-10). Die Verbindungslinie der Hände verläuft diagonal durch den Körper. Ausatmend werden die Hände vor dem Bauch genähert und vor die Leistenbeuge gesenkt. Es folgt die 5. Übung zur Atemregulation *. Dann wird die Übung von * bis * mit der anderen Seite ausgeführt.

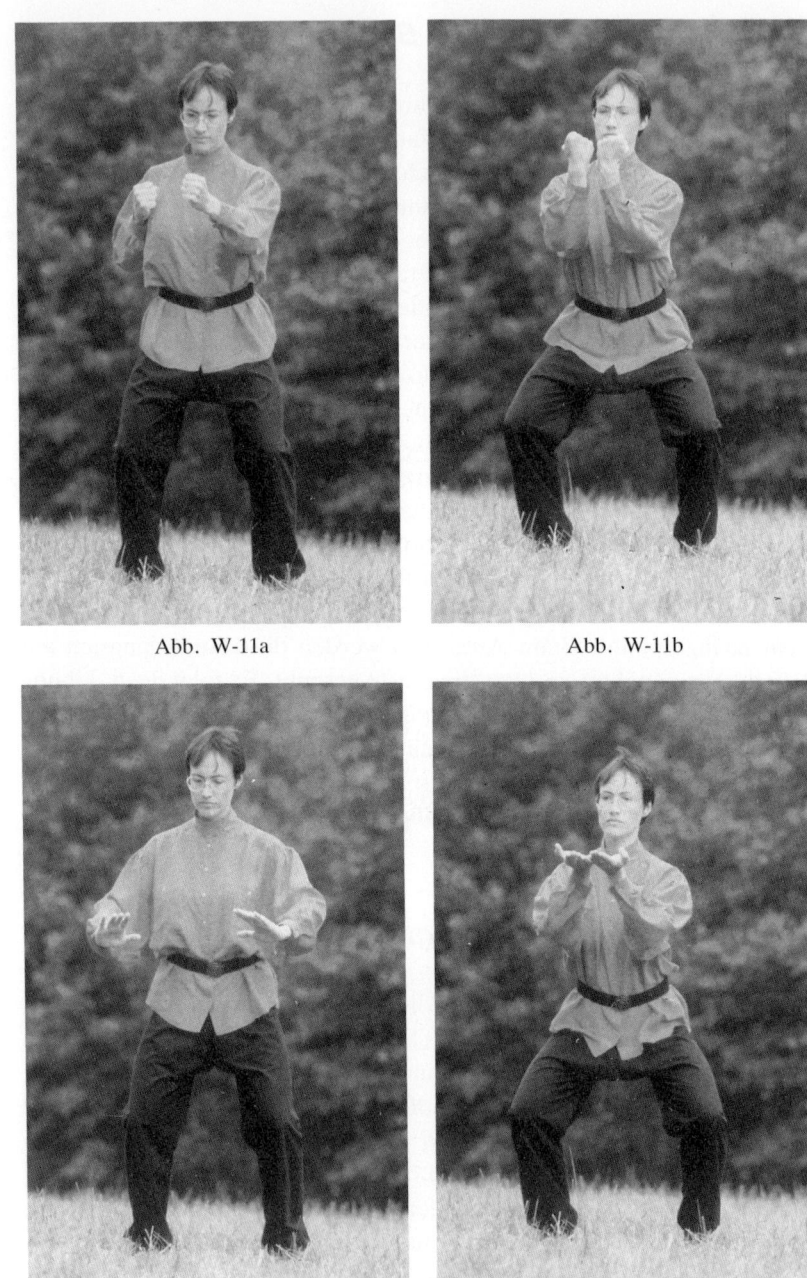

Abb. W-11a

Abb. W-11b

Abb. W-12a

Abb. W-12b

## 11. Übung: Den Feind bekämpfen

\* Beim Einatmen werden die Fäuste über der Brust geballt. Dann wird die linke Faust halb nach vorn gestoßen und dabei halb ausgeatmet (Abb. W-11a); nun wird sie ganz nach vorn gestoßen und ganz ausgeatmet. Einatmend wird die linke Faust vor die Brust zurückgezogen, ausatmend werden beide Fäuste gelöst und die Hände gesenkt \*. Die Übung wird von \* bis \* mit der rechten Seite wiederholt. Danach werden beide Fäuste vor der Leiste geballt und so nach innen oben zueinander gedreht, daß sich die Kleinfingerballen berühren und die Unterarminnenseiten nach oben sehen; einatmend werden die Arme in den Ellenbogengelenken abgewinkelt und die Fäuste auf Kinnhöhe gebracht (Abb. W-11b). Dann werden sie mit Kraftaufwand bis vor die Stirn geschoben. Der Atem wird kurz angehalten. Ausatmend werden die Fäuste geöffnet und die Handflächen zum Körper zeigend langsam gesenkt. Es folgt die 5. Übung zur Atemregulation.

Diese Übung wirkt auf die Meridiane von Leber und Gallenblase, das Nervensystem und den Renmai; sie trainiert auch die Muskelkraft.

## 12. Übung: Den Lotos darreichen

Die Hände werden einatmend im seitlichen Bogen mit den Handflächen nach vorn zeigend vor die Schultern gehoben; die Ellenbogen sind nahe am Körper (wie bei der 8. Übung). Der Atem wird kurz angehalten. Ausatmend werden die Hände langsam im Bogen nach vorn gesenkt, wobei der Blick folgt (Abb. W-12a). Nun werden die Hände einatmend auf dieser Höhe bleibend mit den Handflächen nach oben gedreht, so daß sich die Handkanten berühren; dabei wird Energie eingezogen. Die Handflächen werden nun nach unten gedreht und ausatmend zur Seite gesenkt. Einatmend werden von den Ellenbogen ausgehend Hände und Unterarme mit der Innenseite nach oben zusammengebracht, wobei die Handflächen nach oben zeigen und sich auf Schulterhöhe befinden (Abb. W-12b). Die Lotosblume in unserer Hand scheint wie die „Sonne der Barmherzigkeit". Dann werden die Handflächen zueinander gedreht und beim Ausatmen langsam vor die Leistenbeuge gesenkt. Es folgt die 5. Übung zur Atemregulation.

Diese Übung wirkt auf die Meridiane von Leber und Niere.

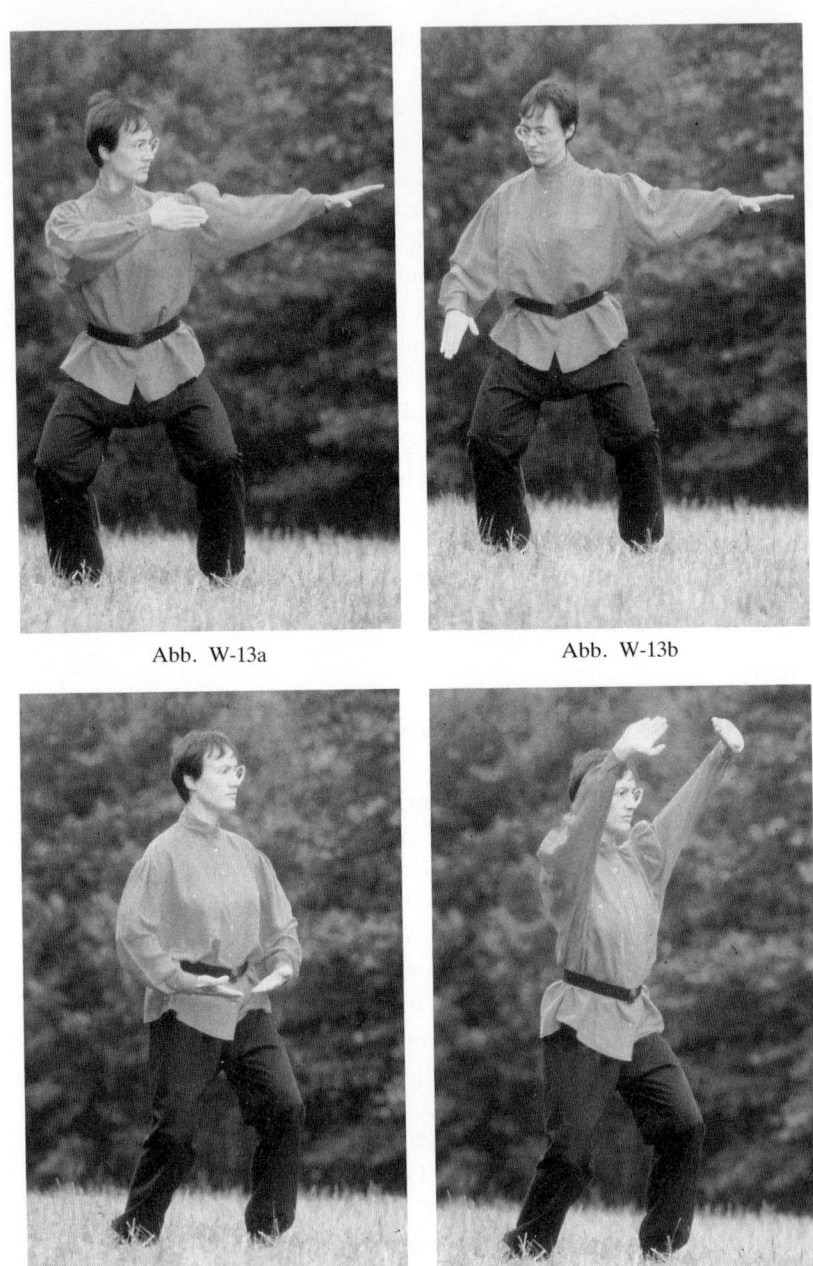

Abb. W-13a

Abb. W-13b

Abb. W-14a

Abb. W-14b

### 13. Übung: Himmel und Erde ausmessen

 * Mit dem ersten Teil des Einatmens werden die Arme auf Schulterhöhe nach links geschwungen, so daß der linke Arm gestreckt und der
rechte Arm gebeugt ist. Die Fingerspitzen der rechten Hand befinden
sich vor der linken Ellenbeuge, die Handflächen zeigen nach unten; der
Kopf wird ebenfalls nach links gedreht (Abb. W-13a). Dann wird mit
der rechten Hand ein Kreis im Uhrzeigersinn um den Rumpf beschrieben (Abb. W-13b), wobei mit drei weiteren Abschnitten des Einatmens
die rechte Hand über den Scheitel, dann im Bogen bis vor die rechte
Hüfte und anschließend vor die linke Ellenbeuge zurückgebracht wird.
Nun zeigt die rechte Handfläche zum linken Arm. Ausatmend werden
die Arme vor den Körper zurückgedreht und vor die Leistenbeuge gesenkt. Es folgt die 5. Übung zur Atemregulation *. Die Übung wird von
* bis * zur rechten Seite wiederholt.
 Die Übungen 13 und 14 wirken auf die Meridiane von Herz, Lunge,
Leber, Milz und Magen sowie auf den Gürtelmeridian.

### 14. Übung: Himmel und Erde drehen

 * Auch diese Übung ist in mehrere Stufen unterteilt. Mit der ersten
Teilatmung werden die Hände mit den Handflächen nach oben und den
Fingerspitzen zueinander zeigend vor den Bauchnabel gebracht; die El-
lenbogen sind dabei zur Seite abgespreizt. Nun wird der Oberkörper
etwa 60 nach links gedreht (Abb. W-14a); auch die Füße können dieser
Drehung folgen. Bei der nächsten Teilatmung werden die Hände mit
den Handflächen nach außen gedreht und auf die Höhe der Oberlippe
(Renzhong (Ren 26)) gebracht, dann werden die Hände bis zum Extra-
Reizpunkt Yintang vor die Stirn angehoben und zuletzt werden die
Arme mit den Handflächen zum Himmel zeigend nach oben gestreckt
(Abb. W-14b). Der Atem wird kurz angehalten, Bauch und Beckenboden werden nachgespannt. Dann werden Oberkörper und Füße nach
vorn zurückgedreht. Ausatmend werden die Hände langsam vor dem
Körper gesenkt und mit den Handflächen nach unten zur Leistenbeuge
geführt. Es folgt die 5. Übung zur Atemregulation *. Die Übung wird
von * bis * zur anderen Seite wiederholt. In der Beschreibung gelten
dazu links und rechts vertauscht.

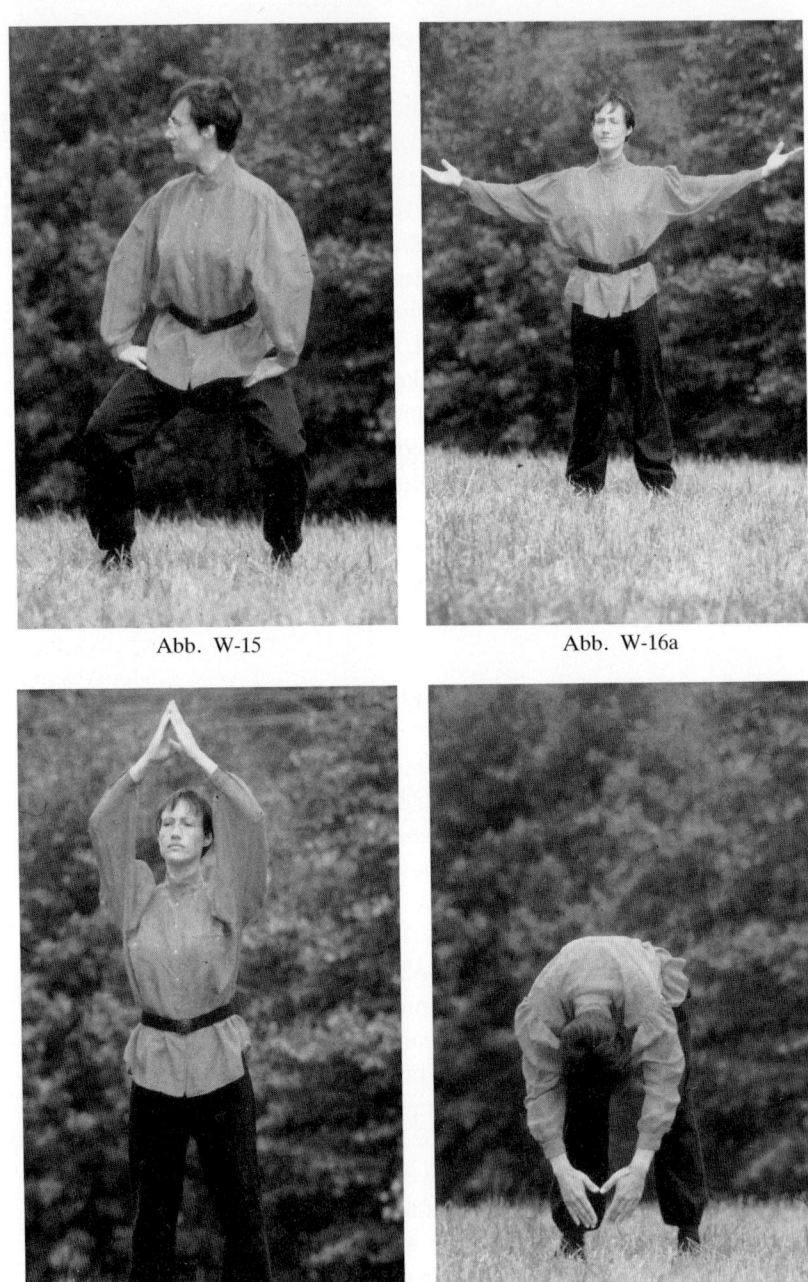

Abb. W-15

Abb. W-16a

Abb. W-16b

Abb. W-16c

TEIL C: ÜBUNGEN ZUM AUFNEHMEN DES QI

Die Übungen von Teil C werden im Stehen ausgeführt.

## 15. Übung: Den Drachen auf dem Feld sehen

Im *über*schulterbreiten Stand werden die Handflächen mit den Fingern nach innen und den Daumen zum Hüftgelenk zeigend auf den Oberschenkeln nahe der Leistenbeuge aufgesetzt; die Arme sind dabei durchgestreckt. Bauch- und Beckenbodenmuskulatur werden angespannt. Während nun das Gewicht und die linke Schulter über den linken Fuß verlagert werden, dreht sich einatmend der Kopf langsam nach rechts (Abb. W-15). Die Luft wird kurz angehalten. Beim Ausatmen wird der Kopf zur Mitte zurückgedreht, Schulter und Gewicht werden zur Mitte zurückverlagert. Nun wird die Übung zur anderen Seite ausgeführt.

Diese Übung beseitigt den pathogenen Faktor „Feuer" aus den Funktionskreisen Herz, Leber, Magen und fördert die seelische Ausgeglichenheit; sie beruhigt das Nervensystem, fördert die Gehirnfunktionen und stabilisiert die geistige Erkenntnisfähigkeit; sie vertreibt Kopfschmerzen und Schwindel; sie regt den Blasenmeridian an; sie stärkt Nierenmeridian, Gürtelmeridian und Beine, indem sie die Blutzirkulation verbessert.

## 16. Übung: Drachenflug

Im fußbreiten Stand werden einatmend die gestreckten Arme seitlich mit den Handflächen nach oben auf Schulterhöhe angehoben (Abb. W-16a), dann werden die Handflächen nach unten gedreht und die Arme ausatmend neben die Hüfte gesenkt. Einatmend werden nun die Arme seitlich bis über den Kopf angehoben, wobei sich die Fingerspitzen berühren und die Daumen verschränkt werden (Abb. W-16b). Der Atem wird kurz angehalten. Danach werden Oberkörper und Arme ausatmend nach vorn gebeugt; dabei ist der Rücken gerade und die Knie sind gestreckt. Beim Senken der Arme werden die verschränkten Daumen gelöst (Abb. W-16c). In dieser Stellung wird 5 mal kurz eingeatmet und

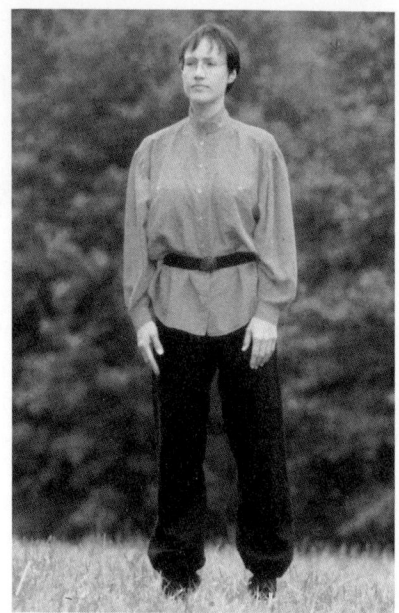

Abb. W-17

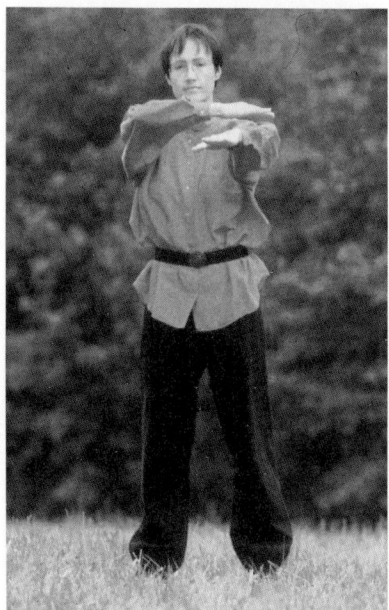

Abb. W-18

die Luft kurz angehalten. Dann wird der Oberkörper ausatmend aufgerichtet; einatmend werden die Hände mit den Handflächen nach oben über den Kopf gehoben (wie in W-16b) und die Luft kurz angehalten. Nun werden die Hände mit den Handflächen zum Gesicht geöffnet und die Arme ausatmend gesenkt. – In der ursprünglichen Version wird die Aufwärtsbewegung der Arme vor dem Körper ausgeführt, statt über die Seite.

Diese Übung wirkt auf Gürtelmeridian, Nierenmeridian, Blasenmeridian, Hormonsystem, Renmai und Dumai.

Bei hohem Blutdruck darf der Oberkörper nicht tiefer als bis zur Waagerechten gesenkt werden.

## 17. Übung: Staub fällt herab

Die Fersen werden zusammengestellt, die Füße bilden einen spitzen Winkel von etwa 60°. Einatmend werden die Fersen zum Zehenstand angehoben (Abb. W-17); ausatmend läßt man sich locker auf die Fersen fallen, so daß der ganze Körper leicht durchgeschüttelt wird. Die Übung wird 7–20 mal zügig hintereinander ausgeführt.

Diese Übung vertreibt die Müdigkeit; sie stärkt die Beine, die Wirbelsäule und die „inneren Organe". Sie unterstützt das Rückführen des Qi nach der Übung und erleichtert uns das „Loslassen" der Gedanken.

## Anmerkung

Falls man eine verkürzte Form des „Qigong der Purpurnen Wolke" durchführen möchte, kann dazu der Teil B auf die 6. Übung beschränkt werden und diese 8 mal hintereinander ausgeführt werden. Die Übungen der Teile A, C, D und E sollen aber ungekürzt ausgeführt werden.

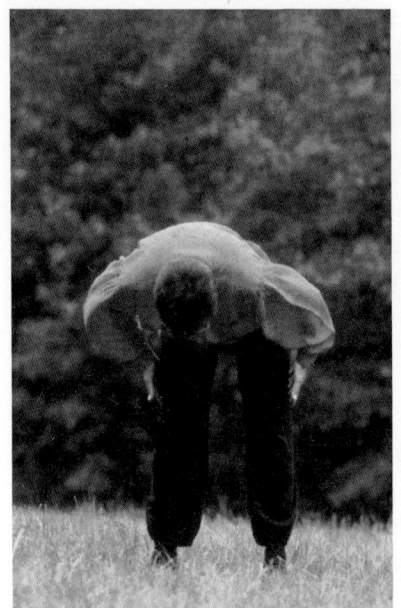

Abb. W-19

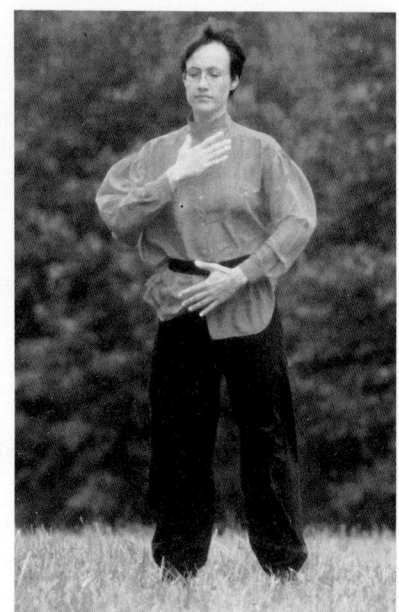

Abb. W-20

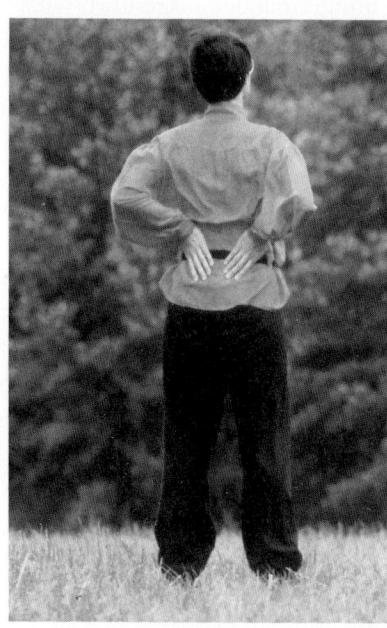

Abb. W-21

TEIL D: ÜBUNGEN ZUM AUSGLEICH DES QI

## 18. Übung: Arme und Hände baden

Der linke Arm ist auf Schulterhöhe nach vorn gestreckt, die rechte Hand wird einatmend auf die linke Schulter gelegt; ausatmend streicht die rechte Hand den linken Arm entlang bis zu den Fingern (Abb. W-18). Danach wird die linke Hand auf die rechte Schulter gelegt und sie streicht den rechten Arm entlang. Die Übung wird 8 mal wiederholt.

## 19. Übung: Beine und Füße baden

Der Oberkörper wird einatmend leicht nach vorn gebeugt. Ausatmend streichen beide Hände von der Hüfte bis zu den Füßen die Beinaußenseite (Abb. W-19) entlang; dann wird wieder eingeatmet und ausatmend die Beininnenseite abwärts gestrichen. Die Übung wird 8 mal wiederholt.

Die Übungen 18 und 19 stärken das Mikrozirkulationssystem der Arme und der Beine und regulieren fluktuierendes Qi.

## 20. Übung: Das Herz erfreuen

Die linke Hand wird unter den Hals gelegt und streicht die vordere Körpermittellinie abwärts bis zum Bauchnabel. Bevor sich die linke Hand löst, befindet sich die rechte Hand bereits unter dem Hals, um die Streichbewegungen fortzusetzen. Abwechselnd folgen beide Hände der Abwärtsbewegung (Abb. W-20). Die Übung wird 10 mal wiederholt.

Diese Übung wirkt auf die Meridiane von Herz, Lunge und Magen.

## 21. Übung: Die Nieren erfreuen

Mit dem Einatmen werden beide Handflächen auf die Nierengegend gelegt und dort mit geschlossenen Augen einige Minuten gehalten (Abb. W-21); währenddessen wird natürlich weitergeatmet.

Diese Übung stärkt Nierenmeridian, Gürtelmeridian und „Geist".

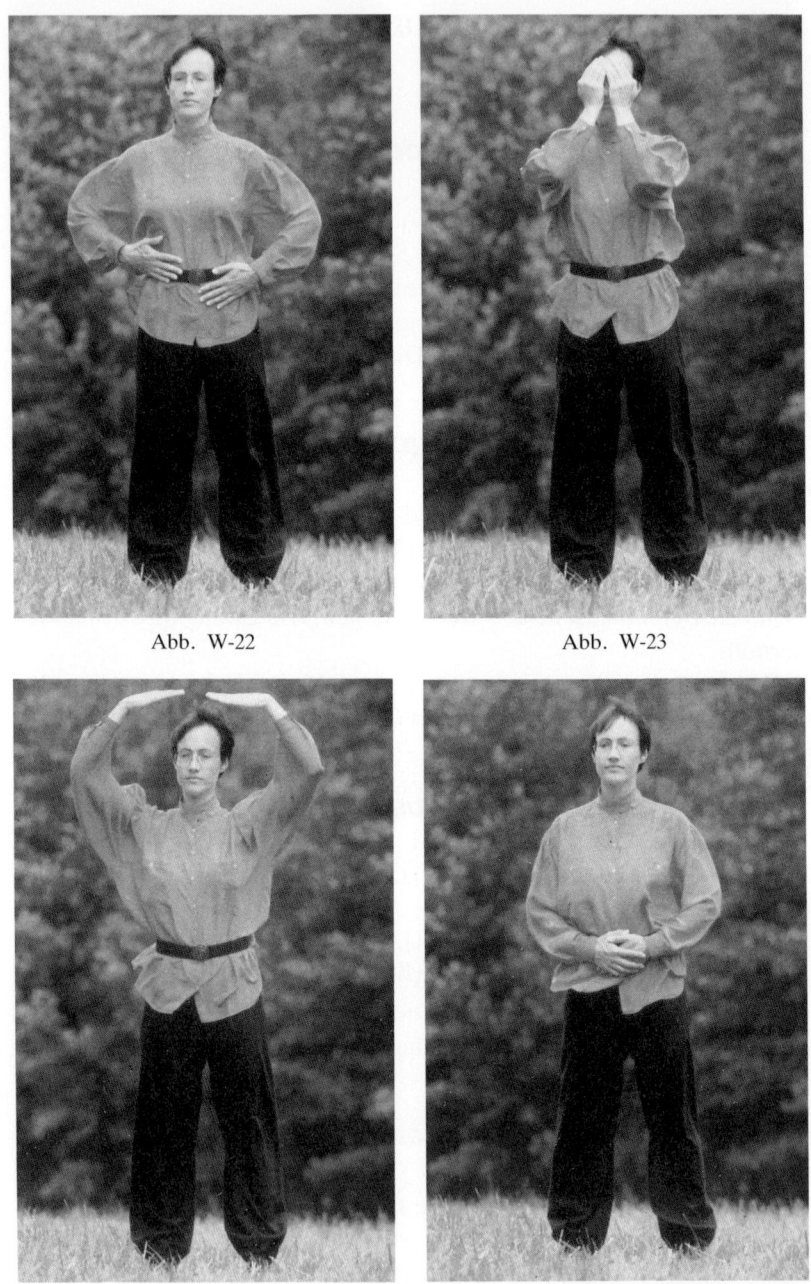

Abb. W-22

Abb. W-23

Abb. W-24

Abb. W-25

## 22. Übung: Den Bauchnabel schützen

Beide Hände werden auf den Bauch gelegt, wobei die linke Hand unterhalb der rechten liegt. Mit dem Einatmen streichen die Hände kreisförmig zur Seite (Abb. W-22), mit dem Ausatmen wieder zurück zur Mitte. Die Übung wird 8 mal wiederholt.

Diese Übung stärkt das Verdauungssystem, sie verbessert die Funktionen von Leber, Milz, Magen und Urogenitalsystem.

## 23. Übung: Qi durch das Gesicht leiten

Die Handflächen werden nahe vor das Gesicht gehalten. Der Reizpunkt Laogong (P 8) in den Handflächen befindet sich etwa auf Augenhöhe. Dann wird 10 mal ein- und ausgeatmet (Abb. W-23).

Diese Übung stärkt die „inneren Organe" über die ihnen zugeordneten Meridiane, die zu den Sinnesorganen Auge, Ohr, Nase und Mund führen; sie stärkt die Zirbeldrüse und die Hypophyse.

## 24. Übung: Lotoskrone

Beide Handflächen werden mit den Fingerspitzen zueinander zeigend etwas über den Kopf gehalten. Die Fingerspitzen beider Hände nähern sich auf dem Weg vom Hinterkopf zur Stirn und entfernen sich auf dem Weg über die Seiten zurück. Etwa 30 Sekunden lang kreisen (Abb. W-24).

Diese Übung unterstützt die Öffnung des Scheitelchakras und harmonisiert Renmai, Dumai und den Mittelmeridian (Zhongmai).

## 25. Übung: Lotosperle

Beide Handflächen werden auf dem Dantian übereinandergelegt, die Daumen sind dabei verschränkt (Abb. W-25). Der Reizpunkt Laogong (P 8) liegt dabei über dem Reizpunkt Guanyuan (Ren 4). Die Augen werden für einige Zeit geschlossen gehalten.

Diese Übung stärkt das mittlere Dantian und die Qi-Zirkulation.

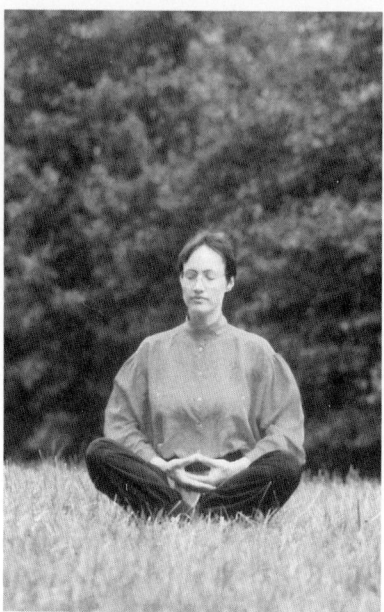

Abb. W-26

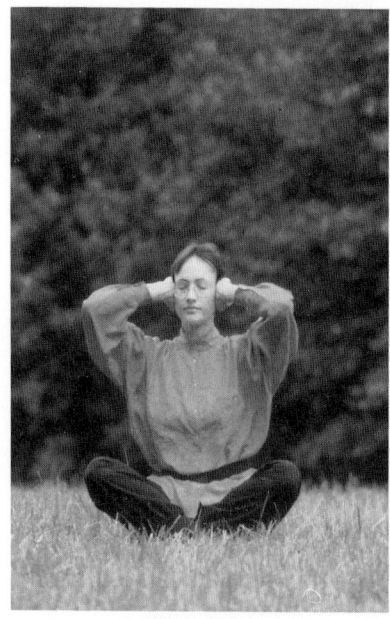

Abb. W-28

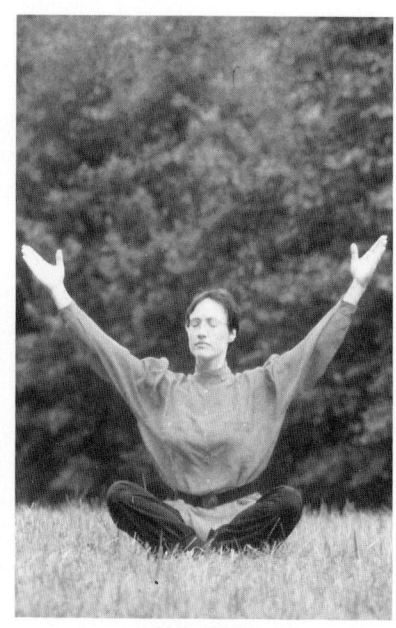

Abb. W-29

TEIL E: ÜBUNGEN ZUM NÄHREN DES QI

Die Übungen von Teil E werden meditierend im Sitzen bzw. im Fersensitz ausgeführt. Man läßt den Atem natürlich kommen und gehen.

## 26. Übung: Der Lotoskörper

Es wird eine Meditationshaltung im Schneidersitz eingenommen, bei der der rechte Unterschenkel vorn liegt. Die Hände sind unter dem Bauchnabel mit der linken Handfläche nach oben ineinander gelegt; die Daumen berühren sich leicht, die Wirbelsäule ist aufgerichtet (Abb. W-26). Man hat die Vorstellung, innerlich leer zu werden, als wäre man das Zentrum eines Zyklons. Mit tiefer werdender Entspannung verschwinden die Gedanken. – Es können auch die Unterarme auf die Knie gelegt werden, wobei die Handflächen nach oben weisen.

## 27. Übung: Qi durch das Gesicht leiten

Die Handflächen werden nahe vor das Gesicht gehalten, dann wird 10 mal ein- und ausgeatmet. Die Übung wird wie die 23. Übung ausgeführt (Abb. W-23), aber in meditierender Haltung im Sitzen.

## 28. Übung: Die himmlischen Trommeln schlagen

Die Handflächen werden mit den Fingern zum Hinterkopf weisend auf die Ohren gelegt (Abb. W-28), wobei die Ellenbogen zur Seite abgespreizt sind; die Augen werden für einige Zeit geschlossen.
Diese Übung stärkt die Zirbeldrüse, Sicht, Gehör und Denken.

## 29. Übung: Den Lotos empfangen

Beide Arme werden seitlich im Winkel von 45° nach oben gestreckt, wobei die Handflächen nach oben gerichtet sind und der Rücken gerade ist (Abb. W-29). Mit geschlossenen Augen wird für kurze Zeit so verweilt.

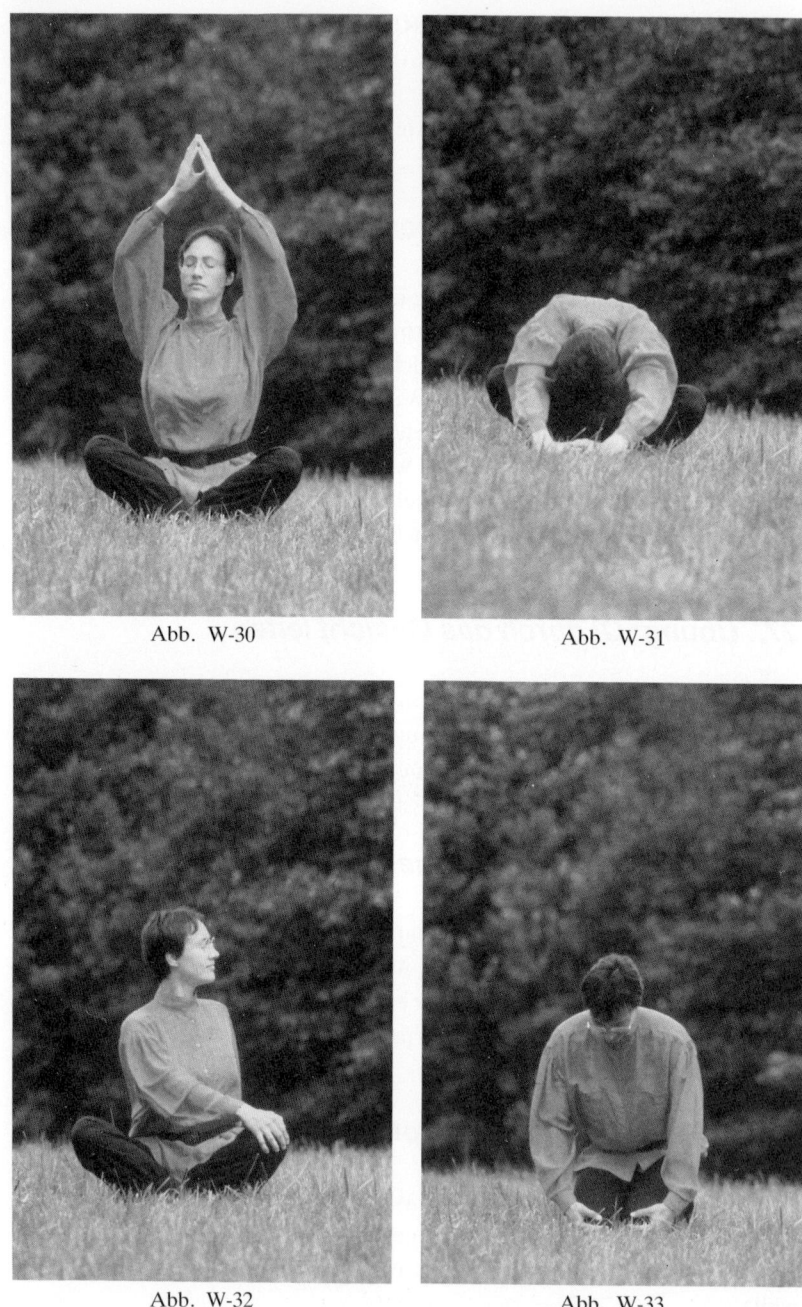

Abb. W-30

Abb. W-31

Abb. W-32

Abb. W-33

Die Übung dient dem Empfangen der kosmischen Energien, des Qi von Himmel und Erde. Gleichzeitig sendet man „Gedanken der Barmherzigkeit und Güte" aus.

## 30. Übung: Mit dem Herz des Buddha

Ausgehend von der Haltung der 29. Übung werden die Arme über den Kopf gestreckt. Die Fingerspitzen berühren sich und die Daumen sind verschränkt (Abb. W-30). In dieser Stellung wird etwas verweilt.

„Leite die kosmische Energien wie eine unauslöschliche Flamme, laß das Licht deines Herzens in alle Ecken des Universums scheinen".

## 31. Übung: Den Buddha ehren

Ausgehend von der Haltung der 30. Übung werden ausatmend Oberkörper und Arme nach vorn gebeugt bis Hände und Unterarme den Boden berühren (Abb. W-31); dabei bleiben die Beine gekreuzt und der Atem natürlich. Nach einigen Minuten wird der Oberkörper Wirbel für Wirbel aufgerichtet, die Arme werden locker herangezogen.

Die Übung stärkt Renmai, Dumai, Nierenmeridian und Blasenmeridian.

## 32. Übung: Kopfdrehen des Bodhisattwas

Einatmend werden der Oberkörper oberhalb des Bauchnabels sowie der Kopf zur linken Seite gedreht; dabei faßt die rechte Hand das linke Knie, der linke Arm wird nach links hinten gedreht und die linke Handfläche auf den Boden gelegt (Abb. W-32). Man blickt in Augenhöhe geradeaus. Beim Ausatmen werden Kopf und Oberkörper wieder nach vorne gedreht und die Handflächen auf die Knie gelegt; danach wird die Drehung zur rechten Seite ausgeführt. Die Übung wird 8 mal wiederholt.

„Blicke wohlwollend und dankbar zurück auf Vergangenes".

## 33. Übung: Reibe die Knie

Immer noch im Schneidersitz oder im Fersensitz werden die Knie in kreisenden Bewegungen gerieben (Abb. W-33).

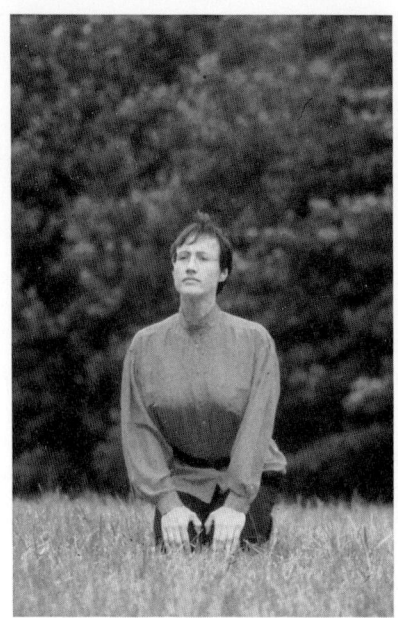

Abb. W-34

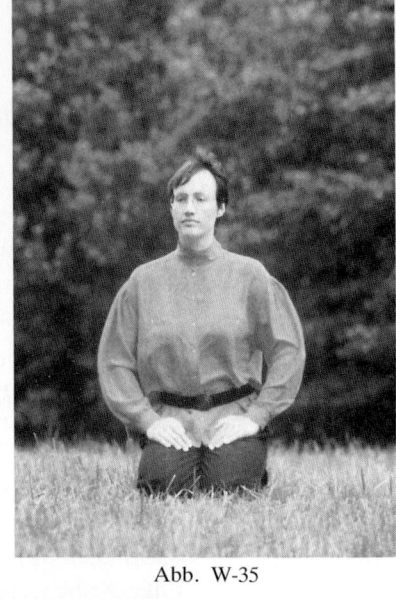

Abb. W-35

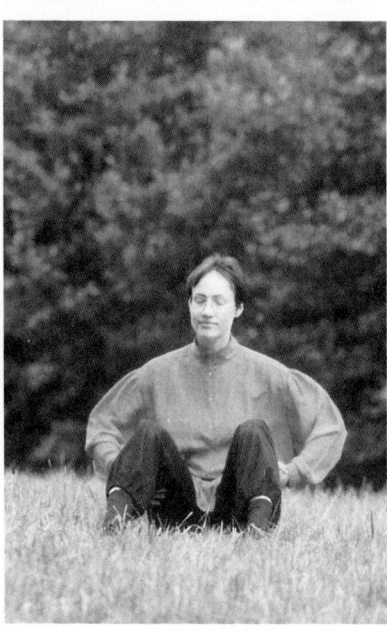

Abb. W-37

## 34. Übung: Die Wächter des Buddha beobachten die Sonne

Nun wird der Fersensitz eingenommen und beide Hände auf die Knie gelegt. Arme, Bauch und Beckenboden werden angespannt. Dann wird einatmend der Oberkörper nach vorn oben gestreckt und das Gesäß etwas von den Fersen abgehoben (Abb. W-34). Der Blick ist zum Himmel gerichtet als wäre dort die Sonne.

Diese Übung fördert sowohl die geistige Kraft als auch die Konzentration des Qi im Wurzelchakra und das Senken des Qi.

## 35. Übung: Die Wächter des Buddha meditieren

Im Fersensitz werden die Hände auf die Oberschenkel gelegt; der Oberkörper ist aufgerichtet und die Augen sind geschlossen (Abb. W-35). Entspannt die Gedanken ziehen lassen und einige Minuten so verweilen.

## 36. Übung: Qi durch das Gesicht leiten

Wiederholung von Übung 23/27: beide Handflächen werden vor das Gesicht gehoben (Abb. W-23) und es wird 10 mal ein- und ausgeatmet.

## 37. Übung: Abschlußmassage

Man sitzt mit angewinkelten Beinen und führt eine leichte Selbstmassage durch. Es wird bei den Füßen begonnen; zuerst wird zwischen den Mittelfußknochen aufwärts massiert, dann gelangt man über Fußinnenseiten und Fersen zu den Waden, den Knien und der Hinterseite der Oberschenkel (Abb. W-37). Dann reibt man die Hände aneinander, um sie zu erwärmen und geht zum Nacken über. Man massiert den hinteren Haaransatz, die Schläfen, den Bereich hinter Ohren sowie Schultern und Oberarme. – Zum Abschluß verweilt man noch einen Moment im Schneidersitz, wobei die Hände auf den Knien ruhen.

### 3.6 Übungen in Ruhe (Jìnggōng)

#### 3.6.1 Das Sammeln des Qi

Bevor man beginnt, das Qi mit Hilfe der Vorstellungskraft durch den Körper zu bewegen, ist es sehr wichtig, es zuerst sicher im Dantian sammeln zu lernen. Wenn das Sammeln des Qi beherrscht wird, verfügt man über ein wirksames Mittel, mit dem man bei allen eventuell auftretenden unangenehmen Empfindungen eine Übung beenden kann:

Die Aufmerksamkeit wird zum Dantian geleitet und bleibt dort. Man kann sich nun vorstellen, wie bei jedem Ausatmen das Qi von den Meridianen der Körpermittellinie (Renmai und Dumai) ins Dantian hinunterfließt und sich dort sammelt. Meist wird dabei allmählich ein leichtes Wärmegefühl im Unterbauch wahrgenommen. Dem Einatmen wird keine spezielle Aufmerksamkeit geschenkt. Falls eine noch tiefere Sammlung des Qi angestrebt wird, z. B. weil sich Erscheinungen oberer Fülle (s. Kap. 3.3.d) wie Schwindel oder Kopfschmerz gezeigt haben, kann das Qi beim Ausatmen bis in die Fußsohlen geleitet werden. Man kann das Qi auch kurz bis in den Erdboden leiten, jedoch ist dabei zu beachten, daß man sich nicht durch Energieableitung erschöpft.

Diese Übung zum Sammeln des Qi kann vielfältig angewendet werden. Auch nach der Beendigung von Übungen in Bewegung wird das Qi im Dantian gesammelt, um „die Früchte der Arbeit einzuholen". Die Vorstellung, daß das Qi zum Dantian zurückfließt, wird dabei durch die abschließende Kreisbewegung der Arme (s. Ende von Kap. 3.5.2) unterstützt: Einatmend werden die Arme vor dem Körper angehoben und ausatmend im seitlichen Bogen gesenkt, um das Qi von überallher zum Dantian zurückzuführen.

Eine weitere Möglichkeit, die Wahrnehmungsfähigkeit im Bereich des Dantian zu verbessern und es damit gezielter ansprechen zu können, bietet die Übung „den Luftball rotieren lassen". Dazu stellt man sich das Zentrum der Lebenskraft im Dantian als einen rotierenden Energieball vor. Dieser Energieball dreht sich um seine eigene Achse. Man kann sich die Lebendigkeit und Frische der Lebensenergie durch die Rotation des Energieballs ausgedrückt denken. Man nimmt wahr, wie schnell sich der Ball dreht und in welcher Richtung. Der Atem vertieft sich währenddessen wie von selbst. Nach einiger Zeit des Übens spürt man meist ein leichtes Wärmegefühl im Dantian. Zum Abschluß der Übung atmet man mehrmals tief durch, ballt die Hände zu Fäusten und dehnt alle Muskeln.

### 3.6.2 Kleiner Himmelskreislauf

Der kleine Himmelskreislauf regt den Qifluß entlang der Meridiane der Körpermittellinie (Renmai und Dumai) an und mobilisiert damit das vitale Qi. Da der Renmai (vordere Körpermittellinie) mit den Yin-Meridianen in Verbindung steht und der Dumai (hintere Körpermittellinie) mit den Yang-Meridianen, können auf diese Weise gleichzeitig alle Hauptmeridiane indirekt angeregt werden. Der kleine Himmelskreislauf heißt auch „embryonaler Kreislauf", weil beim Embryo nur Renmai und Dumai aktiv sind.

Die Übung wird auf der Stuhlkante sitzend ausgeführt, um die freie Aufrichtung der Wirbelsäule zu erlauben. Die Zungenspitze berührt den Gaumen hinter den oberen Schneidezähnen, um Renmai und Dumai zu verbinden. Zuerst wird die Vorstellungskraft zum Dantian gelenkt und das Qi dort gesammelt. Man entspannt sich und läßt die Atmung ruhiger werden. Wenn ein Wärme- oder Entspannungsgefühl aufkommt, kann mit dem kleinen Himmelskreislauf begonnen werden. Dazu ist es zweckmäßig, sich einen Atemzug in 10 Zeit-Abschnitte unterteilt zu denken. Der kleine Himmelskreislauf wird mit der „Gegenatmung"[79, 80] ausgeführt, d.h., der Bauch wird beim Einatmen angespannt und beim Ausatmen entspannt.

*Zeit 1:*
Der Unterbauch wird eingezogen (der Oberbauch bleibt unverändert), um die Bauchorgane zu massieren und das venöse Blut aus den Organen herauszudrücken; das Qi erhält damit einen kleinen Impuls für den nächsten Teil der Übung.

*Zeit 2-3-4-5:*
Es wird eingeatmet mit der Vorstellung, das Qi entlang der vorderen Körpermittellinie (Renmai) aufwärts und weiter den Dumai entlang bis über den höchsten Punkt des Kopfes (Baihui) zu bewegen.

*Zeit 6-7-8-9-10:*
Beim Ausatmen wird der Unterbauch wieder losgelassen, begleitet von der Vorstellung, das Qi entlang der hinteren Körpermittellinie (Dumai) abwärts bis zum Steißbein und von dort zurück ins Dantian strömen zu lassen.

Dann beginnt man wieder von vorn. Beendet wird die Übung mit dem Sammeln des Qi (s. Kap. 3.6.1). Zu beachten ist, daß der Qifluß nicht abreißt, sondern über den Kopf den Rücken abwärts fließt und weiterhin der größere Teil des Qi im Dantian bleibt. Häufig wird der kleine Himmelskreislauf auch andersherum durchlaufen [81, 82]. Man kann selbst beide Richtungen vorsichtig ausprobieren und herausfinden, mit welcher Richtung man sich besser fühlt. Es gibt die Vorstellung, daß Frauen und Männer unterschiedliche Richtungen bevorzugen. Das kann ich aus meiner bisherigen Erfahrung mit Kursteilnehmern aber nicht bestätigen.

### 3.6.3 Großer Himmelskreislauf

Der große Himmelskreislauf verläuft entlang der 12 Hauptmeridiane (s. Kap. 2.2.2) und unterstützt bzw. verbessert den natürlichen ungehinderten Qifluß. Er zeigt günstige Auswirkungen bei chronischen Erkrankungen und fördert die allgemeine Gesundung. Er kann mit zwei Atemzügen (also 4 Atem-Etappen) über die 4 Körperbereiche (Arminnenseite-Armaußenseite-Beinaußenseite-Beininnenseite) durchlaufen werden. Zuerst wird die Konzentration für einige Zeit im Dantian bewahrt, bevor man mit dem Kreislauf beginnt. Die Übung eignet sich auch zur Ausführung im Liegen.

*Beginn*
Einatmend fließt frisches Qi ins Dantian.

*Etappe 1*
Ausatmend fließt das Qi vom Dantian aus über den Rumpf und entlang der Arminnenseiten bis in die Finger;

*Etappe 2*
Einatmend fließt das Qi von den Fingern aus entlang der Armaußenseiten zu den Sinnesorganen im Gesicht;

*Etappe 3*
Ausatmend fließt das Qi von den Sinnesorganen über Rücken, Bauch und Körperseiten abwärts und weiter entlang der Beinaußenseiten zu den Füßen;

*Etappe 4*
Einatmend fließt das Qi von den Füßen aus entlang der Beininnenseiten zurück zum Dantian.

*Abschluß*
Ausatmend wird das zirkulierende Qi im Dantian gesammelt.

Um den Qi-Kreislauf über alle Meridiane (s. Abb. 3) vollständig zu durchlaufen, müßten die 4 Körperbereiche dreimal passiert werden. Beim großen Himmelskreislauf wird aber jeder Bereich nur einmal durchlaufen, wobei gleichzeitig alle drei Meridiane eines Bereiches angeregt werden (s. Tab. 2).

Tab. 2: Anfangs- und Endpunkte der Meridianverläufe über die 4 Bereiche
(m) = mittlerer Erwärmer; (i) = Innenseite; (a) = Außenseite

–> *Arminnenseite* –> Armaußenseite –> Beinaußenseite –> Beininnenseite

| vom oberen Erwärmer: | von den Fingern: | vom Gesicht: | von den Füßen: |
|---|---|---|---|
| Lunge (m) | Zeigefinger (i) | Nase (Magen) | großer Zeh (i) |
| Herz | kleiner Finger (a) | Auge (Blase) | Fußsohle |
| Perikard | Ringfinger (a) | Auge (Galle) | großer Zeh (a) |
| | | | |
| zur Innenseite der Finger: | zu den Sinnesorganen: | zur Außenseite der Zehen: | zum oberen Erwärmer: |
| Daumen | Nase (Dickd.) | 2. Zeh | Milz (m) |
| kleiner Finger | Ohr (Dünnd.) | 5. Zeh | Niere |
| Mittelfinger | Auge (Dreif. E.) | 4. Zeh | Leber |

Die Tabelle zeigt, daß der Lungen-Meridian im mittleren Erwärmer beginnt und an der Innenseite des Daumens endet; der Herz-Meridian beginnt im oberen Erwärmer und endet an der Innenseite des kleinen Fingers; der Perikard-Meridian beginnt im oberen Erwärmer und endet an der Innenseite des Mittelfingers.

Der Dickdarm-Meridian beginnt an der Innenseite des Zeigefingers und endet an der Nase; der Dünndarm-Meridian beginnt an der Außenseite des kleinen Fingers und endet am Ohr; der Meridian des Dreifachen Erwärmers beginnt an der Außenseite des Ringfingers und endet am Auge.

Der Magen-Meridian beginnt an der Nase und endet an der Außenseite des 2. Zehs; der Blasen-Meridian beginnt am Auge und endet an der Außenseite des 5. Zehs; der Gallenblasen-Meridian beginnt am Auge und endet an der Außenseite des 4. Zehs.

Der Milz-Meridian beginnt an der Innenseite des großen Zehs und endet im mittleren Erwärmer; der Nieren-Meridian beginnt unter der Fußsohle und endet im oberen Erwärmer; der Leber-Meridian beginnt an der Außenseite des großen Zehs und endet im oberen Erwärmer.

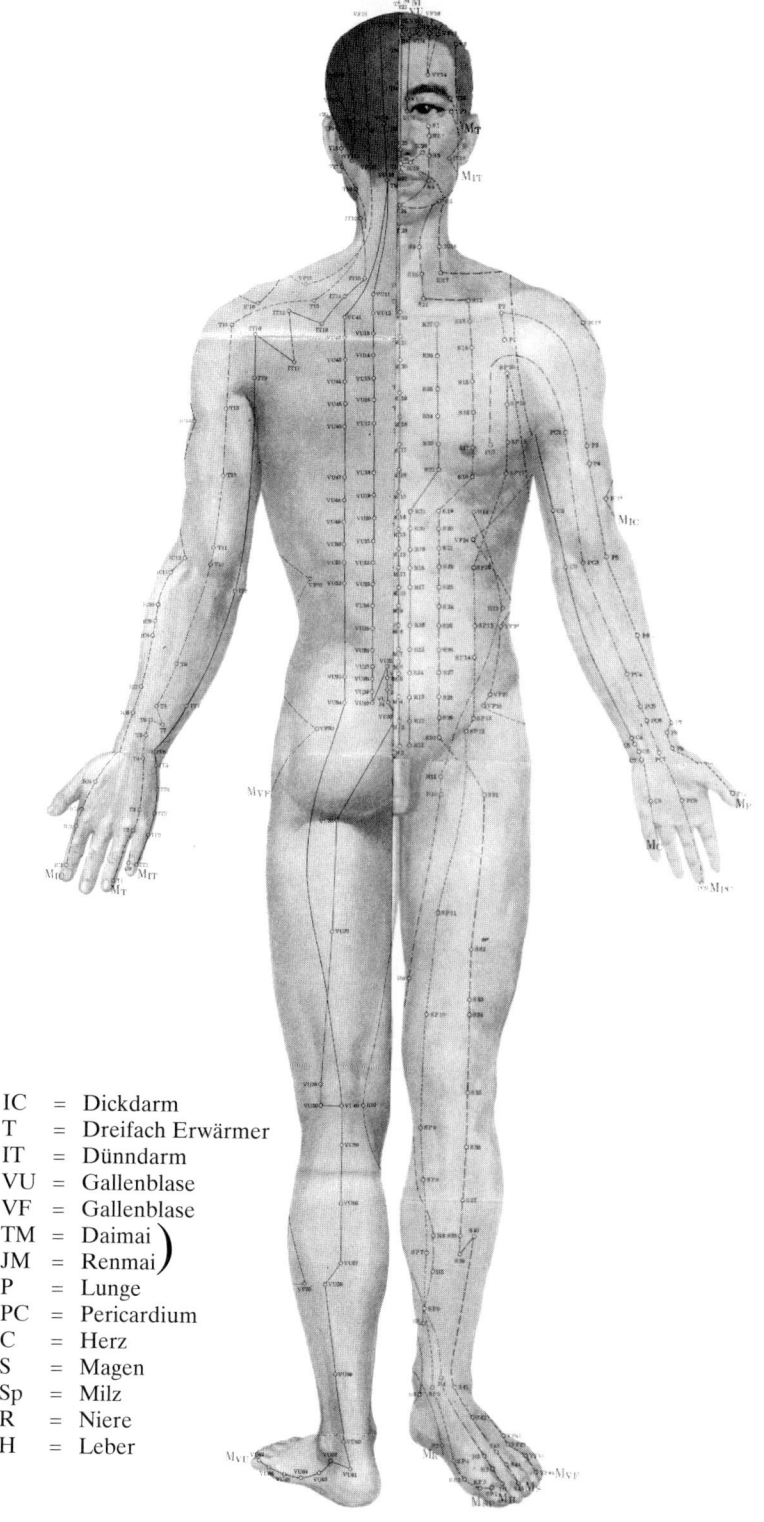

| IC | = | Dickdarm |
|----|---|----------|
| T | = | Dreifach Erwärmer |
| IT | = | Dünndarm |
| VU | = | Gallenblase |
| VF | = | Gallenblase |
| TM | = | Daimai |
| JM | = | Renmai |
| P | = | Lunge |
| PC | = | Pericardium |
| C | = | Herz |
| S | = | Magen |
| Sp | = | Milz |
| R | = | Niere |
| H | = | Leber |

Abb. 3: Gesamtübersicht der Hauptmeridianverläufe

### 3.6.4 „Elemente-Meditation"

Die folgende Meditation soll der Harmonisierung der 5 Wandlungs-phasen dienen. In Kap. 2.1.3 wurde beschrieben, daß alle Erscheinungs-formen im Universum den 5 Wandlungsphasen zugeordnet werden kön-nen (s. Tab. 1, S. 24). Für diese Meditation wurden einige Bereiche aus-gewählt und bei allen „Elementen" berücksichtigt. Es sind die Bereiche Himmelsrichtung, Jahreszeit, Wachstumsphase, Klima, Emotion, stimmlicher Ausdruck, Farbe und Funktionskreise. Die Übung wird im Sitzen ausgeführt. Wir begeben uns dabei in Gedanken auf einen Spa-ziergang. Alle 5 Abschnitte des Weges müssen durchlaufen werden. Wenn die Übung verkürzt werden soll, müssen dieselben Bereiche in al-len Abschnitten weggelassen werden.

Von dem Ausgangspunkt unseres Gedankenspazierganges gibt es ein kleines Wegstück zurückzulegen, bevor wir in eine sehr wohltuende Umgebung kommen.

**1. Abschnitt:**
● Wir gehen nach *Osten* und kommen zu einem Waldstück,
● es ist *Frühling*, die Zeit des *Wachsens*,
● es weht ein leichter *Wind*, wir atmen die frische Luft tief ein,
● falls wir noch Gedanken an *unerfüllte Pläne* oder *Wut* über Enttäu-schungen in uns haben, atmen wir sie aus oder *schreien* sie in Gedan-ken hinaus,
● wir atmen soviel von dem *Grün* der Blätter ein, wie uns gut tut.
   Dadurch harmonisieren wir unser Holz„element", zu dem auch die Funktionskreise *Leber* und *Gallenblase* gehören. Langsam verlassen wir den Wald.

**2. Abschnitt:**
● Wir wenden uns nach *Süden* und kommen auf eine Lichtung,
● es ist *Sommer* und die Wiese ist voller *Blumen*,
● die leichte *Hitze* ist angenehm,
● am Rande der Lichtung sitzen Menschen beieinander und *lachen*,
● wir gesellen uns dazu und haben Teil an ihrer *Freude*,
● wir atmen soviel von dem *Rot* der Blumen ein, wie uns gut tut.

Dadurch harmonisieren wir unser Feuer„element", zu dem die Funktionskreise *Herz* und *Dünndarm*, *Perikard* und *Dreifacher Erwärmer* gehören. Wir verlassen die fröhliche Runde und setzen unseren Spaziergang fort.

**3. Abschnitt:**

● Der Weg führt uns nun durch Felder; wir ziehen die Schuhe aus, gehen barfuß, fühlen den Boden unter unseren Füßen und fühlen uns in unserer *Mitte*,

● es ist *Spätsommer*, alles trägt *Früchte*, in China ist es *feucht*,

● wir vergegenwärtigen uns, daß uns die Erde trägt und ernährt und empfinden *Mitgefühl* für alle Kreaturen dieser Erde,

● unseren Gefühlen verleihen wir *singend* Ausdruck,

● wir atmen soviel von dem *Gelb* der Felder ein, wie uns gut tut.

Dadurch harmonisieren wir unser Erd„element", zu dem die Funktionskreise *Milz* und *Magen* gehören. Wir lassen die Felder langsam hinter uns.

**4. Abschnitt:**

● Wir wenden uns nach *Westen* und kommen zu einer Gegend, in der die Erde aufgerissen ist,

● wir sehen in die tieferen Schichten und denken an die Mineralien, die unseren Nahrungsanbau gelingen lassen und an die Bodenschätze der Erde,

● es ist *Herbst*, der in China mit *Trockenheit* assoziiert wird,

● es ist Zeit, die *Ernte einzubringen* und *Vorräte anzulegen*,

● falls wir noch *kummer*volle Gedanken hegen, befreien wir uns von ihnen, indem wir sie ausatmen oder sie *weinend* hinter uns lassen,

● wir stärken uns, indem wir soviel von dem *Weiß* eines Kristalls einatmen, wie uns gut tut.

Dadurch harmonisieren wir unser Metall„element" und die Funktionskreise *Lunge* und *Dickdarm*. Wir lassen auch diese Gegend hinter uns.

**5. Abschnitt:**

● Wir wenden uns nach *Norden*, die Gegend wird steiler, und wir kommen an einen kleinen Gebirgssee,

● es ist *Winter*, und das Wasser des Sees ist *kalt*,

- die wenigen Bäume sind kahl, es ist die Zeit der *Regeneration*; so wie die Menschen den Nachtschlaf zur Erholung brauchen, braucht die Natur den „Winterschlaf",
- wir betrachten die braun*schwarzen* Baumrinden und atmen soviel von ihrer Farbe ein, wie uns gut tut,
- von allen *Ängsten*, die wir möglicherweise noch mit uns herumschleppen, befreien wir uns mit einem *Seufzer*; wir lassen sie los, lassen die Energie wieder fließen, und der nahende Frühling löst sie auf.

Dadurch harmonisieren wir unser Wasser„element", und die Funktionskreise *Niere* und *Harnblase*.

Unser Spaziergang ist nun zu Ende. Wir sind wieder an unserem Ausgangspunkt angelangt und biegen nun auf den Heimweg ab. Wir haben unsere Lebensenergie über die 5 Wandlungsphasen harmonisiert und gestärkt; wir fühlen uns frisch und gesund. Wir sammeln das Qi im Dantian. Dann atmen wir mehrmals tief ein und aus und kommen wieder ganz im „Hier und Jetzt" an. Wir öffnen die Augen, recken und strecken unseren ganzen Körper.

### 3.7 Körperliche Auswirkungen des Qigong

Regelmäßiges Qigong-Üben fördert die Entfaltung der Selbstheilungskräfte. Beim „Gesunden" zeigt sich das in einer Verbesserung der Gesamtkonstitution, beim „Kranken" in einer Linderung der Beschwerden. Durch die Übungen wird die Durchlässigkeit der Meridiane verbessert, die sich im Laufe des Lebens, z. B. durch äußere Einwirkungen, Verletzungen, Operationen, Infektionen, psychische Belastungen oder klimatische Einflüsse verringert hat. Der ins Stocken geratene Qifluß kann wieder strömen. Die Harmonie im Körper wird wiederhergestellt. Das zeigt sich in der Reduzierung des Muskeltonus, der Stoffwechselerhöhung, Durchblutungsverbesserung, Beweglichkeit und Stabilisierung der Gelenke[83]. Die Funktionen von zentralem und vegetativem Nervensystem sowie die Hormondrüsen werden günstig beeinflußt[84].

Es ist individuell verschieden und abhängig von der Regelmäßigkeit und der Intensität des Übens, wann sich die körperlichen und seelisch-geistigen Auswirkungen zeigen. Man kann von einem Richtwert von etwa 3 Monaten ausgehen, nach denen sich merkliche Verbesserungen einstellen können.

Während des Übens tritt meist allmählich ein Wärmegefühl in den Händen, den Armen, im Bauch und später auch in den Beinen auf. Die Atmung verlangsamt und vertieft sich. Leichtes Schwitzen, vermehrte Speichelsekretion, erhöhte Magen- und Darmbewegungen sowie leichte Muskelvibrationen oder angenehmes Kribbeln auf der Haut sind normale Effekte[85]. Es kann auch zu spontanen Bewegungen kommen. Regelmäßiges Üben führt zu einer deutlichen Verbesserung des Allgemeinbefindens, besserem Schlaf, reguliertem Appetit, regelmäßiger Verdauung, Stärkung der Abwehrkräfte, vermehrter körperlicher und geistiger Aktivität[86] und besserer Konzentrationsfähigkeit; äußere und innere Spannungen nehmen ab[87].

Ungewöhnliche Effekte wie Schwindel, Kurzatmigkeit, Kopfschmerzen usw. sind meist darauf zurückzuführen, daß versucht wird, etwas zu erzwingen und die Aufmerksamkeit dadurch zu sehr in den Oberkörper bzw. Kopf gelangt. Da das Zentrum der Aufmerksamkeit jedoch im Unterkörper sein soll, schafft die Vorstellung, das Qi abwärts (evtl. bis zu den Füßen, den Wurzeln des Baumes) zu leiten, Abhilfe. Zusätzlich kann die Ausatmung mit der Vorstellung kombiniert werden, alle unangenehmen Empfindungen aus dem Körper abzuführen.

Die regulierenden, regenerierenden und aufbauenden Wirkungen des Qigong sind weitreichend. Möglicherweise wird sich nach einiger Zeit des regelmäßigen Übens das Bewußtsein für die eigene Verantwortung gegenüber dem Zustand des Körpers schärfen, so daß eine ausgewogenere Lebensführung gewählt wird oder sogar eine veränderte Lebenseinstellung resultiert.

# IV. Ausblick

### 4.1 Forschungsaktivitäten im Bereich Qigong

Die vielfältigen Wirkungen des Qigong werden auch wissenschaftlich untersucht. In der Volksrepublik (VR) China werden schon seit längerem entsprechende Experimente durchgeführt, die auf der 1. Weltkonferenz für Medizinisches Qigong 1988 in Beijing vorgestellt wurden. Da ich mich zur Erlernung der Grundlagen der TCM gefördert vom Boehringer Ingelheim-Fonds zu dieser Zeit gerade in Beijing befand, konnte ich an der Konferenz teilnehmen. Es wurden u. a. folgende Themenbereiche behandelt: Untersuchungen des Qigong-Zustands; Wirkung von emittiertem Qi auf molekularbiologische Parameter, auf das Immunsystem von Säugetieren, auf Zellkulturen; Wirkung auf Moleküle in 2000 km Entfernung; Einfluß der Qigong-Übungen auf die Blutviskosität, die Herzfunktionen, das EEG, die Verlangsamung des Alterungsprozesses, den Blutfluß in Gehirn und Extremitäten, die Photonen-Emission der Körperoberfläche; Effekte, die bei der Emission von Qi auftreten; Patientenstudien über Qigong als adjuvante Therapiemethode und vieles andere mehr.

In Nationalchina (Taiwan) wurde erst vor etwa 5 Jahren mit der Qigong-Forschung begonnen. Offenbar war man sich plötzlich des Vorsprungs der VR auf diesem Gebiet bewußt geworden und entschloß sich, statt Qigong zu verbieten (wie erwogen), ein großangelegtes Forschungsprogramm zu finanzieren. Während meines von der Deutschen Forschungsgemeinschaft (DFG) geförderten Aufenthalts in Taibei 1990 hatte ich Gelegenheit, an den unter a) erwähnten Experimenten mitzuarbeiten und mich über andere Experimente b)-e) zu informieren.

a) EEG-Messungen an Qigong-Praktizierenden und Qigong-Meistern: Es zeigte sich bei den Versuchspersonen nach einigen Übungsminuten eine Synchronisation der alpha-Wellen des Gehirns im Qigong-Zustand bei daoistischen Methoden (bestimmte Vorstellungen zum Leiten des Qi). Bei buddhistischen Methoden (Zazen) ergab sich dagegen eine starke Signalreduktion[88]. Es wurde auch das Auftreten von delta- und theta-Wellen im EEG während der Emission von Qi beobachtet.

b) Pulsdiagnose: In der TCM spielt die Pulsdiagnose eine zentrale Rolle. Der Puls wird an beiden Handgelenken mit 3 Fingern abgetastet, die Interpretation verlangt große Erfahrung. Man unterscheidet etwa 30 verschiedene Pulsqualitäten, die Aufschluß über den Zustand der Funktionskreise geben. Mit Hilfe eines druckempfindlichen Sensors wird an der Standardisierung der Pulsdiagnose gearbeitet. Die Responsefunktion des Sensors wird unter Anwendung der Hydrodynamik auf das Blutkreislaufsystem analysiert. Jedem Organ wird eine spezifische Schwingungsfrequenz (Oberwellen zur Herzfrequenz) zugeordnet. Man erhält Aussagen über die „Mutter-Kind-Relation" entsprechend der Theorie der 5 Wandlungsphasen (s. Kap. 2.1.3).

c) Kombination von östlicher und westlicher Medizin: Es wurde eine Klinik mit 3 unabhängigen Abteilungen (TCM, westliche Medizin und Zahnmedizin) eröffnet. Dieser Tatbestand ist etwas ganz besonderes, da in Taiwan sonst streng zwischen Schulmedizin und TCM getrennt wird. Die optimale Therapie wird hier jedoch aus der Kombination beider Medizinsysteme gebildet. Vielfältige Patientenstudien werden durchgeführt. Der Erfolg der Behandlung wird über die „Bioenergie" des Patienten mit dem „Dermatron" nach Dr. *Voll*[89] gemessen[90].

d) Wirkung von emittiertem Qi[91]: Ein Qigong-Meister emittierte Qi aus den Reizpunkten Laogong (P 8) der Handflächen für die Dauer von 2 bzw. 5 min. und „bestrahlte" damit verschiedene Zellkulturen im Abstand von 15 cm. Mehrere Testreihen, die teils auf Zerstörung der Zellen, teils auf Wachstumsförderung gerichtet waren, ergaben um 6% reduzierte bzw. um 2% gesteigerte Vermehrungsraten der Zellen; die DNA-Syntheserate reduzierte sich um 20–23% bzw. erhöhte sich um 10–15%.

e) Nachweis der Massage der inneren Organe durch Qigong-Übungen: Der Versuchsperson wurden intravenös 2 ml einer radioaktivmarkierten Flüssigkeit injiziert. Nach etwa einer Stunde hatte die Flüssigkeit die Leber erreicht und der Qigong-Meister führte seine Übungen vor einem Szintillationsdetektor aus. Eine Erhöhung des Blutflusses durch die Leber während des Übens von etwa 6% konnte gezeigt werden.

Erste Projekte über Qigong-Forschung gibt es auch in der Bundesrepublik sowie in Finnland, Frankreich, Japan und den USA.

**4.2 Anwendung der chinesischen Philosophie auf die ganzheitliche Daseinsgestaltung**

Legt man die Betrachtungsweise der chinesischen Philosophie und Medizin zugrunde, dann wird Gesundheit am besten erreicht bzw. erhalten, wenn sich ein dynamisches Gleichgewicht zwischen Yin und Yang im Organismus einstellen kann (Homöostase). Ein maßvoller Lebensstil und gesunderhaltende Übungen tragen wesentlich dazu bei. Wie steht es nun mit dem dynamischen Gleichgewicht in unserem Alltag und unserer Umgebung?

Eine kurze Bestandsaufnahme zeigt, daß unser Gesellschafts- und Wirtschaftssystem nach den in Kap. 2.1 angegebenen Charakteristika stark Yang-dominiert ist: analytische Erkenntnismethoden erfreuen sich eines hohen Ansehens; gesellschaftliche Strukturen und Machtpositionen sind (noch) im wesentlichen von Männern geschaffen und besetzt. Die positiven Auswirkungen, die dieses System (auch) hat, sind allgemein anerkannt.

Aber es zeigen sich in zunehmendem Maße negative Auswirkungen dieser einseitigen Yang-Orientiertheit. Die Überbetonung der analytischen Untersuchungsmethode hat uns Wissen (Information) im Überfluß beschert, mit dem wir aber nicht adäquat umgehen können, weil es uns an Weisheit mangelt. Die Brauchbarkeit der wissenschaftlichen Betrachtung der Welt hat ihre Grenzen darin, daß sie das Wissen, das sie liefert, nicht in einen Sinnzusammenhang mit der menschlichen Existenz bringen kann. Meines Erachtens ist unsere Gesellschaft und ihre Menschen bereits in lebensgefährlichem Maße an „Sinnlosigkeit" erkrankt. Die damit verbundene allgemeine Gleichgültigkeit und Verantwortungslosigkeit wird rational zu rechtfertigen versucht. Das verdrängte Sinnbedürfnis äußert sich in Lebensangst und Flucht vor dem eigenen Selbst, so daß eine Weiterentwicklung durch Selbsterkenntnis verhindert wird. Die einseitig Yang-orientierte Erkenntnismethode läßt uns mit einem schlüssig-scheinenden leblosen Gedankengebäude zurück. Sie muß unbefriedigend bleiben, weil sie mindestens die Hälfte aller Fragen nicht stellt bzw. behauptet, es gäbe sie gar nicht.

Dabei bietet die ausschließliche Kenntnisnahme der analytischen Aspekte unseres Daseins keinen Schutz gegen die Unwägbarkeiten des Lebens. Die Yin-Aspekte lassen sich dadurch nicht eliminieren, sondern suchen sich immer unberechenbarere Ventile für ihre Entfaltung.

Der Vergleich mit *Heisenbergs* Unschärferelation liegt nahe. Ihre Bedeutung zeigt sich vorwiegend in mikroskopischen Systemen und besagt, daß bei einer gleichzeitigen Messung der komplementären Größen Ort und Impuls eines „Teilchens" das Produkt aus Ortsungenauigkeit und Impulsungenauigkeit prinzipiell nicht unter eine gewisse Größe zu bringen ist. Je genauer ich also den Ort eines „Teilchens" kenne, desto ungenauer läßt sich sein Impuls fassen. Yin und Yang werden als komplementäre Größen aufgefaßt, die im Mikrokosmos ebenso wie im Makrokosmos wirken (s. Kap. 2.1). Heißt das für uns, daß, je mehr wir uns an den Yang-Aspekten festklammern, uns die Yin-Aspekte um so mehr entgleiten, was sich z. B. in steigender Tendenz zu individuellen und gesellschaftlichen Psychosen ausdrückt?

Beim blinden Akzeptieren der sogenannten „objektiven" Resultate wird vergessen, daß sie durch die Art unserer Fragestellung (jeder Forscher sieht seine empirischen Beobachtungen im Licht einer vorgegebenen Theorie[92] ) geprägt sind und keine darüberhinausgehenden Wahrheiten enthüllen können. Unsere wissenschaftlichen Erkenntnisse sind demnach von den Grenzen unseres Bewußtseins bestimmt und unsere Modelle des Universums sind Spiegelbilder unseres Geistes[93]. Gerade die Objektivierung verhindert geistige Erkenntnis. „Ich glaube aber, daß hier genau der Punkt ist, in dem unsere gegenwärtige Art zu denken verbessert werden muß, vielleicht um eine Bluttransfusion von seiten östlichen Denkens"[94].

Um also die Ausgewogenheit der beiden Pole unserer Existenz im Alltag zu erreichen, brauchen wir neue Wertmäßstäbe und Methoden, die die objektiven Grenzen überschreiten, indem sie uns die Qualität der analytisch gewonnen „Wahrheiten" offenbaren, und zwar mit Hilfe der subjektiven „Wahrheiten"; Ergebnisse, die nach objektiver Prüfung schlüssig sind, uns jedoch in eine innere Disharmonie versetzen, sind als subjektiv unstimmig anzusehen und damit neu zu überprüfen. Scheinbare Sachzwänge lassen sich womöglich als die bequemeren Lösungen entlarven. Dieses Berücksichtigen der inneren Stimmigkeit/Stimme wird uns veranlassen, uns verantwortungsbewußter zu verhalten und Dissonanzen zu reduzieren, die letztlich als Krankheitsfaktoren (für die Gesellschaft ebenso wie für das Individuum) anzusehen sind. Das in diesem Beispiel für den Yin-Aspekt im Yang-Bereich Beschriebene gilt genauso für den Yang-Aspekt in Yin-Bereichen. So brauchen wir z. B. unsere Fähgkeit zur Analyse, um unser Gefühlsleben zu ordnen.

Wie können wir subjektive „Wahrheiten" (emp)finden? Dazu bedarf es ebenso der Schulung wie im Bereich der objektiven „Wahrheiten". Es braucht Übung, die Gedanken zur Ruhe zu bringen und die innere Stimme zu vernehmen. Bereits im Schulunterricht muß daher die subjektive Erkenntnisfähigkeit gefördert werden. Als gleichwertige und sich gegenseitig bereichernde Wege der Erkenntnis sollten Yin-Fächer wie Meditationsmethoden und körpererfahrungsorientierte Bewegungsformen den gleichen Raum im Lehrplan einnehmen wie Yang-Fächer (z. B. Naturwissenschaften). Der Bereich Erkenntnis müßte wiederum in einem ausgewogenen Verhältnis zu den Sozial- und Kulturfächern stehen.

Ideen für eine Gesellschaft, die die Yin-Prinzipien integriert, sind bereits vielerorts[95-97] beschrieben. Es wäre eine Gesellschaft, in der mehr für das Sein und weniger für das Haben gearbeitet würde, in der Bequemlichkeit gegen den ökologischen Schaden und Leistung gegen Disharmonie in Körper und Lebensumfeld abgewogen würde; eine Gesellschaft, in der sich die Polaritäten Materie (Körper) und Bewußtsein (Geist-Seele) gegenseitig förderten, so daß sich das Dao wieder offenbaren könnte.

# V. Literatur

## 5.1 Quellenangaben

1 *Yu*, S. 4
2 *Engelhardt*, S. 2
3 *H. Wilhelm*
4 *Yamada Keiji*
5 *Jiao 88*, S. 20
6 *Yu*, S. 6
7 *Porkert*, S. 308
8 *Yu*, S. 7
9 *Porkert*, S. 312
10 *Zhu*, S. 14
11 *Pálos*, S. 47
12 *Porkert*, S. 315
13 *Porkert*, S. 38
14 *Zöller*, S. 24
15 *Konfuzius*, Lun Yü XIII.3
16 *Mathews*
17 *„Das Neue Chin.-Dt. Wörterbuch"*
18 *Yijing* (s. „I Ging")
19 *Yijing* (s. „I Ging"), S. 16
20 *Laozi* (s. „Laudse"), Kap. 33
21 *Yijing* (s. „I Ging"), S. 15
22 *Cheng*, S. 12
23 *Porkert*, S. 78
24 *Laozi* (s. „Laudse"), S. 231
25 *Gernet*, S. 89
26 *Pálos*, S. 53
27 *Colegrave*, S. 13
28 *Laozi* (s. „Laudse"), Kap. 56
29 *Yijing* (s. „I Ging"), S. 14
30 *Laozi* (s. „Laudse"), Kap. 1
31 *Laozi* (s. „Laudse"), Kap. 2
32 *Herrigel*
33 *Laozi* (s. „Laudse"), Kap. 14
34 *Porkert*, S. 82
35 *Pálos*, S. 26
36 *Needham* Bd. II, S. 243/244
37 *Gernet*, S. 93
38 *Porkert*, S. 59
39 *Mathews*, S. 1072
40 *Pálos*, S. 76

41 *Pálos*, S. 56/57
42 *Cheng*, S. 20
43 *Jiao 88*, S. 29
44 *Cheng*, S. 25-37
45 *Porkert*, S. 109
46 *Cheng*, S. 51
47 *Cheng*, S. 127-243
48 *Zhu*, S. 50
49 *Porkert*, S. 150
50 *Jiao 88, S. 64*
51 *Needham* Bd. V3, S. 1-49
52 *Zöller*, S. 50
53 *Zhu*, S. 24
54 *Yu*, S. 29
55 *Jiao 89*, S. 128
56 *Zhu*, S. 50
57 *Jiao 88*, S. 99
58 *Jiao 88*, S. 83
59 *Jiao 88*, S. 90
60 *Cheng*, S. 25-37
61 *Zöller*, S. 29
62 *Jiao*, S. 94
63 *Zöller*, S. 27
64 *Jiao*, S. 95
65 *Jiao*, S. 96
66 *Yu*, S. 34
67 *Zhu*, S. 15
68 *Jiao 88*, S. 29 und 59
69 *Engelhardt*, S. 4
70 *Jiao 88*, S. 60
71 *Jiao 88*, S. 85
72 *Jiao 88*, S. 168
73 *Jiao 88*
74 *Jiao 89*
75 *Schmittmann*, S. 24
76 *Zhu*, S. 19
77 *Jiao 89*, S. 35
78 *Jiao 88*, S. 181
79 *Yu*, S. 23
80 *Zhu*, S. 56

81  *Zöller*, S. 32
82  *Yu*, S. 83
83  *Schmittmann*, S. 15-17
84  *Zöller*, S. 24
85  *Jiao*, S. 70
86  *Zhu*, S. 18
87  *Pálos*, S. 174
88  *Lee*
89  *Voll*

90  *Tsuei*
91  *Chien*
92  *Porkert*, S. 91
93  *Heisenberg*
94  *Schrödinger*, S. 80
95  *Capra*
96  *Schwarz*
97  *Schumacher*
98  *Zhang Kai*

## 5.2 Literaturverzeichnis

*Capra, Fritjof*: Wendezeit. Scherz Verlag Bern 1982.

*Chin-Hsiang Chien, Julia J. Tshei, Si-Chen Lee, Yu-Chih Huang, Yan-Huei Wei:* „Effect of Emitted Bioenergy on Biochemical Functions of Cells", American Journal of Chinese Medicine Vol. XIX, Nos. 3–4 (1991) 285–92

*Cheng Xinnang:* Chinese Acupuncture and Moxibustion. Foreign Languages Press. Beijing 1987.

*Colegrave, Sukie*: Yin und Yang. Fischer. Frankfurt 1979.

*Connelly, Dianne M.*: Traditionelle Akupunktur: Das Gesetz der fünf Elemente. A.-C. Endrich Verlag. Heidelberg 1987.

Das Neue Chinesisch-Deutsche Wörterbuch. Beijing 1987.

*Engelhardt, Ute*: Die klassische Tradition der Qi-Übungen (Qigong). Steiner Verlag. Stuttgart 1987.

*Gernet, Jaques*: Die chinesische Welt. Suhrkamp 1988.

*Heisenberg, Werner*: Physik und Philosophie. Ullstein. Berlin 1973.

*Herrigel, Eugen*: Der Zen Weg. O.W. Barth Verlag. München 1958.

*I Ging (Das Buch der Wandlungen).* Aus dem Chinesischen übertragen und herausgegeben von *Richard Wilhelm*. Eugen Diederichs Verlag. Düsseldorf 1956.

*Jiao Guorui*: Gesundheitsfördernde Übungen der traditionellen chinesischen Medizin. Medizinisch Literarische Verlagsgesellgesellschaft. Uelzen 1988.

*Jiao Guorui*: Die 15 Ausdrucksformen des Taiji-Qigong. Medizinisch Literarische Verlagsgesellschaft. Uelzen 1989.

*Konfuzius*: Gespräche des Meisters Kung (Lun Yü). dtv klassik. München 1985.

*Laudse:* Daudedsching. Übersetzt von *Ernst Schwarz*. 2. Aufl. dtv klassik. München 1978.

*Lee Si-Chen*: The Qi-Kung States and the Infrared Spectra of External ‚Qi'. Bulletin of the College of Engineering, N.T.U. No. 49 (1990) 97-108.

*Mathews, R.H.*: Chinese-English Dictionary. Taibei 1975.

*Needham, Joseph*: Science and Civilization in China. Bd. II und Bd. V. Cambridge University Press 1956.

*Pálos, Stephan*: Chinesische Heilkunst. O.W. Barth Verlag 1984.

*Porkert, Manfred*: Die chinesische Medizin. ECON Verlag. Düsseldorf 1989.

*Schillings, Astrid, Hintherthür, Petra*: QI GONG – Der fliegende Kranich. Windpferd Verlag. Durach 1989.

*Schmittmann, R., Moegling K.*: Tai Chi Chuan. Prolog Verlag. 1992.

*Schrödinger, Erwin*: Geist und Materie. Diogenes Taschenbuch. Zürich 1989 (Originalausgabe 1958).

*Schumacher, E.F.*: Small is beautiful. Die Rückkehr zum menschlichen Maß. Rowohlt Taschenbuch Verlag. Reinbek bei Hamburg 1985 (Originalausgabe 1973).

*Schwarz, Dorothy* und *Walter*: Alternative: Zukunft. Edition Pax. Hermann Bauer Verlag. Freiburg i.B. 1988.

*Tsuei, Julia*: Studies of Bioenergy in Healthy Subjects. Amer. J. of Acupuncture 16:2 (1988) 125-134.

*Voll, R.*: Twenty Years of Electroacupuncture Diagnosis in Germany. A Progress Report. Amer. J. of Acupunct. 3:1 (1975). 7-17.

*Wilhelm, Hellmut*: Eine Chou-Inschrift über Atemtechnik. Monumenta Serica Bd. 13 (1948) 385-388.

*Yamada Keiji*: The Formation of the Huangdi Neijing. Acta Asiatica 36 (1979) 67-89.

*Yu Wenping* : The English-Chinese Encyclopedia of Practical Traditional Chinese Medicine. Vol. 8: Medical Qigong. Higher Education Press. Beijing 1990.

*Zhang Kai* : Brief Explanation of the Acupoints of the 14 Regular Meridians. Acupoint Research Commitee of China. Society of Acupuncture and Moxibustion. Beijing 1987.

*Zhu Longyu, Peterson L.*: Qigong. Haug Verlag. Heidelberg 1989.

*Zöller, Josephine*: Das Tao der Selbstheilung. Ullstein Verlag. Berlin 1987.

# VI. Anhang

## Alphabetische Liste der erwähnten Reizpunkte[47]

*Băihuì (Dumai 20) – Großer (Hundertfacher) Treffpunkt:*
Befindet sich auf der Mittellinie des Kopfes, dort wo sich diese mit der Verbindungslinie der höchsten Punkte der beiden Ohrmuscheln schneidet.

*Dàzhuī (Dumai 14) – Großer Wirbel:*
Befindet sich unterhalb des Dornfortsatzes des 7. Halswirbels, etwa auf Schulterhöhe.

*Guānyuán (Renmai 4) – Speicher des primären (Yuán) Qi[98]:*
Befindet sich auf der vorderen Körpermittellinie, 3 cun unterhalb des Bauchnabels, etwas unterhalb der Mitte zwischen Bauchnabel und Schambein. 1 cun entspricht einer Daumenbreite (s. Kap. 2.2.2).

*Huìyīn (Renmai 1) – Perineum:*
Befindet sich im Dammbereich, also zwischen Anus und Scheide bzw. zwischen Anus und Hoden.

*Láogōng (Perikard 8) – Zentrum (Palast) der Arbeit:*
Befindet sich auf der querlaufenden Falte der Handfläche zwischen dem 2. und 3. Mittelhandknochen; bei geballter Faust gerade unterhalb der Spitze des Mittelfingers.

*Mìngmén (Dumai 4) – Lebenstor:*
Befindet sich unterhalb des Dornfortsatzes des 2. Lendenwirbels.

*Qìhăi (Renmai 6) – Meer des Qi:*
Befindet sich auf der vorderen Körpermittellinie; 1,5 cun unterhalb des Bauchnabels.

*Rénzhōng (Dumai 26) – Zentrum des Menschen*
Dieser Punkt wird auch Shĭgōu – Wassergraben genannt und befindet sich auf der Körpermittellinie zwischen Nase und Oberlippe, etwas näher zur Nase hin. Dieser Punkt spielt ebenso wie Yongquan in der Wiederbelebung eine Rolle.

*Shénquē (Renmai 8) – Tor des Geistes:*
Zentrum des Bauchnabels (dieser Punkt darf nicht akupunktiert werden).

*Shènshū (Blase 23) – Zentralpunkt der Nieren:*
Befindet sich 1,5 cun rechts und links neben dem Reizpunkt Mingmen (Du 4), auf der Höhe des unteren Endes des Dornfortsatzes des 2. Lendenwirbels.

*Tánzhōng (Renmai 17), auch Shānzhōng genannt – Perikard:*
Befindet sich auf der vorderen Körpermittellinie, auf der Höhe des vierten Rippenzwischenraums (Brustwarzen).

*Yìntáng (Extrapunkt) – Halle der Siegel:*
Befindet sich auf der Mittellinie des Kopfes zwischen den inneren Enden der Augenbrauen.

*Yŏngquán (Niere 1) – Sprudelnde Quelle:*
Befindet sich unter der Fußsohle, am Ende des vorderen Drittels des Fußes, in der Vertiefung zwischen den Ballen.

*Zhōngwăn (Renmai 12) – Mitte des Bauches:*
Befindet sich auf der vorderen Körpermittellinie, 4 cun oberhalb des Bauchnabels.